▶▶▶

中国卫生健康标准化发展报告

赵 宁 主 审

陈宁姗 曾晓芃 主 编

人民卫生出版社
·北京·

图书在版编目（CIP）数据

中国卫生健康标准化发展报告 / 陈宁姗，曾晓芃主编 . —北京：人民卫生出版社，2022.4
ISBN 978-7-117-32939-2

Ⅰ. ①中… Ⅱ. ①陈…②曾… Ⅲ. ①卫生管理 – 标准化 – 研究报告 – 中国 Ⅳ. ①R199.2

中国版本图书馆 CIP 数据核字（2022）第 040412 号

人卫智网	**www.ipmph.com**	医学教育、学术、考试、健康，购书智慧智能综合服务平台
人卫官网	**www.pmph.com**	人卫官方资讯发布平台

中国卫生健康标准化发展报告
Zhongguo Weisheng Jiankang Biaozhunhua Fazhan Baogao

主　　编：陈宁姗　曾晓芃
出版发行：人民卫生出版社（中继线 010-59780011）
地　　址：北京市朝阳区潘家园南里 19 号
邮　　编：100021
E - mail：pmph @ pmph.com
购书热线：010-59787592　010-59787584　010-65264830
印　　刷：三河市潮河印业有限公司
经　　销：新华书店
开　　本：710 × 1000　1/16　印张：7
字　　数：129 千字
版　　次：2022 年 4 月第 1 版
印　　次：2022 年 6 月第 1 次印刷
标准书号：ISBN 978-7-117-32939-2
定　　价：32.00 元

打击盗版举报电话：010-59787491　E-mail：WQ @ pmph.com
质量问题联系电话：010-59787234　E-mail：zhiliang @ pmph.com
数字融合服务电话：4001118166　E-mail：zengzhi @ pmph.com

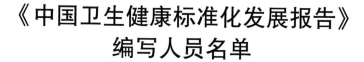

《中国卫生健康标准化发展报告》
编写人员名单

主　审　赵　宁
主　编　陈宁姗　曾晓芃
副主编　郑云雁　高建华
编写人员　（以姓氏汉语拼音为序）

陈　明　陈尔东　陈广刚　邓　俊　董　彬　冯　岚
雷苏文　李　静　李　炎　李臣宾　李梦涤　李瑞莉
李文捷　李岳峰　牛宏俐　施　欣　宋任洁　孙芳艳
孙乃玲　佟　颖　王　强　王春玉　王惠君　王小舫
于建平　俞铖航　张　弼　张黎黎　周　虹　周志荣
朱　滨

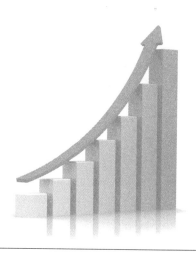

标准是经济活动和社会发展的技术支撑，是国家治理体系和治理能力现代化的基础性制度。党的十八大以来，习近平总书记对标准化工作做出一系列重要论述，指出："标准决定质量，有什么样的标准就有什么样的质量，只有高标准才有高质量。""中国将积极实施标准化战略，以标准助力创新发展、协调发展、绿色发展、开放发展、共享发展。""中国高度重视标准化工作，积极推广应用国际标准，以高标准助力高技术创新，促进高水平开放，引领高质量发展。"这些重要论述为标准化工作指明了前进方向，提供了根本遵循。

1988年，我国颁布实施《中华人民共和国标准化法》，为标准化工作提供了法律依据与制度保障。2013年，党的十八届三中全会审议通过的《中共中央关于全面深化改革若干重大问题的决定》指出，"政府要加强发展战略、规划、政策、标准等制定和实施"。标准首次与发展战略、规划、政策并列写入中央全会文件，标准化工作被提升到了重要位置。2015年，国务院印发《深化标准化工作改革方案》指出，"更好发挥标准化在推进国家治理体系和治理能力现代化中的基础性、战略性作用"。2018年1月1日，修订后的《中华人民共和国标准化法》正式实施，为新时代在法治轨道上推进标准化工作提供了根本保障。2021年10月，中共中央、国务院印发《国家标准化发展纲要》，提出"新时代推动高质量发展、全面建设社会主义现代化国家，迫切需要进一步加强标准化工作"。

国家卫生健康委高度重视卫生健康标准化工作，经过几十年的努力，我国卫生健康标准体系初步形成，标准化成为实施健康中国战略的重要手段。当前，我国已进入全面建设社会主义现代化国家、向第二个百年奋斗目标进军的新征程，立足新发展阶段，贯彻新发展理念，构建新发展格局，需要加快形成引领卫生健康事业高质量发展的标准体系。

为做好新时期卫生健康标准化工作，我们全面总结了新中国成立以来卫生健康标准化工作的历史、现况和标准化在推动卫生健康事业发展方面取得的成就，分析了卫生健康标准化工作面临的挑战，紧密结合我国卫生健康事业发展实际和工作重点明确了发展方向，并对未来卫生健康标准化工作进行了展望。在此报告编写过程中，得到了中国疾病预防控制中心、国家卫生健康委统计信息中心、国家卫生健康委医疗管理服务指导中心等 3 家卫生健康标准协调管理机构和第八届国家卫生健康标准委员会各标准专业委员会及有关专家的大力支持。希望借此报告,帮助卫生健康工作管理者、专业人员及标准化工作者了解卫生健康标准化历史,用好标准化工具,为健康中国建设贡献标准化力量。

编者

2021 年 12 月 1 日

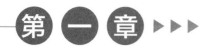

我国卫生健康标准化工作历史

标准化工作的任务是制定标准、组织实施标准以及对标准的制定、实施进行监督。新中国成立以来，卫生健康标准化工作从公共卫生专业起步，经历70余年的发展，基本形成了覆盖公共卫生、医疗服务、卫生健康信息等各领域的标准体系。依据国家和卫生健康领域标准化工作重大变化和标志性事件，卫生健康标准化工作的发展历程可以分为四个阶段。

一、起步探索期（1949—1977年）

从以政府文件形式颁布的包含卫生技术和行政管理要求的综合标准起步，逐渐向单项标准过渡，为我国卫生健康标准的发展奠定了基础。此时期卫生健康标准主要以食品卫生标准为主。

（一）初步建立国家标准化管理体制，构建以政府类标准为核心的标准体系

新中国成立之初，党和政府就十分重视标准化工作的建设和发展。1949年10月，我国成立中央技术管理局，内设标准化规格化处，负责组织开展工业生产和工程建设的标准化工作。中央技术管理局审查批准的《工程制图》，是新中国成立后颁发的第一个标准。1955年，我国发展国民经济的第一个五年计划，明确提出设立国家管理技术标准的机构，逐步制定国家统一的技术标准。1957年，国家科学技术委员会内设标准局，对全国标准化工作实行统一领导。1958年，国家科学技术委员会颁布第一个有编号的国家标准GB 1《标准幅面与格式、首页、续页与封面的要求》。1962年，国务院颁布《工农业产品和工程建设技术标准管理办法》，这是我国第一部标准化工作的规章制度，明确规定了技术标准的范围、性质和目的，制定和修订的原则、方法，审批和颁发的程序以及贯彻执行的要求等，规范了技术标准的制定和执行。1963年4月，第一次全国标准计量工作会议召开，制定了第一个标准化发展规划《1963—

1972 年标准化发展十年规划》，提出我国标准化工作应采取"加强统一，打好基础，迎头赶上，力求实效"的方针，有计划、有步骤地建成以国家标准为核心的标准体系。1963 年 9 月，国家科学技术委员会成立标准化综合研究所，负责标准化政策的研究，重大国家标准的技术经济论证和标准化方法理论的探讨等[1-3]。

（二）卫生标准化工作起步，发布系列公共卫生标准

我国卫生标准化工作起步于 20 世纪 50 年代，当时根据卫生工作需要，为保障劳动人民健康，开始制定预防医学领域的卫生标准，内容多以综合性为主，既包括技术内容，也包括行政管理要求，多以行政部门的文件下达执行。

1951 年，卫生部召开全国环境卫生工程专业会议，提出了《全国水质标准（草案）》，这是新中国成立后草拟的第一个卫生标准。1953 年，卫生部发布的《关于统一调味粉含麸酸钠标准的通知》《清凉饮食物管理暂行办法》（内含标准）等，是新中国成立后最早颁布的卫生标准。其后，我国还发布了《食品中使用糖精剂量的规定》《饮用水水质标准》(1954) 和《集中式生活饮用水水源选择及水质评价暂行规则》(1956)、《汽水制造厂卫生要求》(1957)、《肉品卫生检验试行规程》(1959)、《放射性工作卫生防护暂行规定》（后附标准）(1960) 等卫生标准。

1956 年，卫生部和国家建设委员会联合颁布《工业企业设计暂行卫生标准》，该标准涉及工业企业设计中的环境卫生、食品卫生、劳动卫生和妇女卫生等多种卫生问题，属于综合性卫生标准。1962 年，国家计划委员会、卫生部颁布国家标准《工业企业设计卫生标准》。

20 世纪 60 年代后期至 70 年代，综合性标准中涉及行政管理的内容逐步与技术内容分离，标准制定的重点转向以技术内容为主。例如，1976 年 12 月，国家建设委员会、卫生部联合发布《生活饮用水卫生标准（试行）》。1977 年，国家标准计量局、卫生部、轻工部等部门联合颁发了 14 项 54 种食品卫生国家标准（GBn1~54-77）和 12 项卫生管理办法，正式编号的单项卫生标准作为与相应管理办法配套的技术文件出现[3-5]。在当时计划经济背景下，初步形成了由政府统一管理技术标准的模式（图 1）。

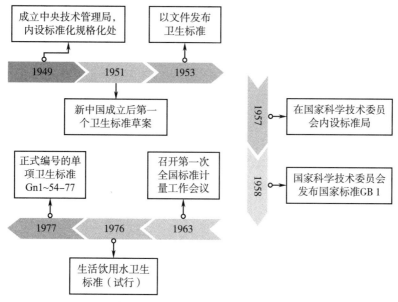

图 1　起步探索期卫生健康标准发展时间脉络

二、稳步提高期（1978—2000 年）

卫生部组织成立第一届全国卫生标准技术委员会，掀开了我国系统开展卫生标准化工作的全新一页。卫生标准化工作开始纳入法制化、规范化、系统化的管理轨道，规章制度逐步健全，委员数量逐渐增加，标准数量和质量不断提高。此时期卫生健康标准主要以食品卫生、环境卫生、职业卫生、放射卫生、学校卫生等"五大卫生"标准为主。

（一）标准化法及管理条例颁布，国家标准化事业进入法制管理轨道

1978 年 5 月，党中央、国务院批准成立国家标准总局，直属国务院，由国家经济委员会代管。同年 7 月，党中央颁发《关于加快工业发展若干问题的决定》（简称"《工业三十条》"），强调要搞好标准化工作，指出没有标准化、通用化、系列化，就没有高质量、高速度。1979 年 3 月，全国标准化工作会议召开，这是推动我国标准化事业发展的一次历史性会议。同年 7 月，国务院颁布《中华人民共和国标准化管理条例》（以下简称"《条例》"），这是标准化工作的一项重要法规，标准化活动由原来的工业领域扩展到经济管理和行政管理领域。《条例》规定，我国标准分为国家标准、部标准和企业标准，所有标准的发布均需经相关政府部门批准，一经发布即为技术法规。《条例》的颁布标志着我国标准化

事业纳入法制管理轨道,是标准化工作进入新的发展时期的一个重要标志[3]。

党的十一届三中全会以来,中国实行改革开放政策,计划经济向市场经济转型对标准化工作提出新要求。1988年7月,国务院成立国家技术监督局,统一管理全国标准化工作。同年12月,全国人民代表大会常务委员会审议通过了我国第一部标准化工作单行法——《中华人民共和国标准化法》(以下简称"《标准化法》"),于1989年4月1日起实施。《标准化法》的颁布实施,对于推进全国各行业标准化建设、标准化工作管理体制改革、社会主义市场经济发展均具有重大意义。1988年版的《标准化法》规定,我国的标准分为国家标准、行业标准、地方标准和企业标准,国家标准、行业标准和地方标准分为强制性标准和推荐性标准[6]。

1990年4月,国务院颁布《中华人民共和国标准化法实施条例》,对标准化工作的管理体制、标准的制定和修订、强制性标准的范围和法律责任等条款作出更为具体的规定[7]。1990年8月,国家技术监督局发布《国家标准管理办法》《行业标准管理办法》。1990年9月,国家技术监督局发布《地方标准管理办法》。

(二)卫生标准建章立制,卫生标准化工作日趋规范

随着经济建设和卫生事业的发展及实践经验的逐步积累,1981年,卫生部印发《卫生标准管理办法》和《全国卫生标准技术委员会章程》,成立第一届全国卫生标准技术委员会,掀开了我国系统开展卫生标准化工作的全新一页[8]。全国卫生标准技术委员会设立了劳动卫生、环境卫生、食品卫生、学校卫生、职业病诊断5个分委员会。聘任国内卫生科研机构、大专院校等单位的专家学者共计56人为委员会委员[9]。1983年,增加了放射卫生防护和放射病诊断2个分委员会(图2)。制定了"六五"期间卫生标准研制计划。"六五"期间共颁布卫生标准225项[10],数量是前30年总和的10倍,涵盖各专业[5]。1985年,中国预防医学科学院受卫生部委托,承担卫生标准的具体业务管理工作。

1986年,第二届全国卫生标准技术委员会成立,分委员会与第一届相同,均为7个,委员数增至113人[11]。第二届全国卫生标准技术委员会期间,共发布标准285项,其中获部级以上成果奖励16项,获卫生部优秀奖29项、特等奖2项[12]。1989年10月,卫生部以卫监字(89)第34号文件发布《卫生标准体系表》,为各专业卫生标准提供了发展框架[13]。

1991年,第三届全国卫生标准技术委员会成立,分委员会增加至9个,新增传染病与消毒标准分委员会、地方病标准分委员会,委员数增至181人(图3)[14]。

为加强卫生标准化工作,根据国务院关于"卫生部职能配置、内设机构和人员编制方案"精神,1994年7月,卫生部在科技教育司设立卫生标准管理办

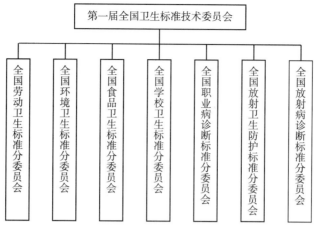

图 2　第一届全国卫生标准技术委员会组织架构

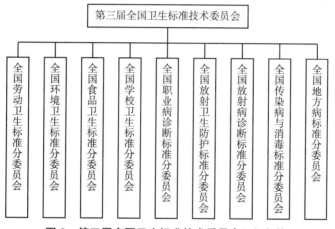

图 3　第三届全国卫生标准技术委员会组织架构

公室,负责卫生标准的归口管理,业务司局对各专业领域的标准进行指导。

1996 年,国家技术监督局根据《行业标准管理办法》,以正式文件明确卫生行业标准范围及代号(WS)[15]。

1997 年 6 月,第四届全国卫生标准技术委员会成立,下设 14 个专业委员会(图 4),增加化妆品、临床检验、血液和食品添加剂 4 个专业委员会,同时将传染病与消毒标准分委员会分设为传染病标准专业委员会、消毒标准专业委员会,将地方病标准分委员会的标准范围扩增并更名为地方病寄生虫病标准专业委员会。委员数量增至 232 人[5]。主任委员由卫生部领导担任,并吸收有关部门代表作为单位委员。1998 年 6 月,国务院对卫生部职能配置和内设机构进行调整,卫生标准管理工作由科教司转交卫生法制与监督司(图 5)。

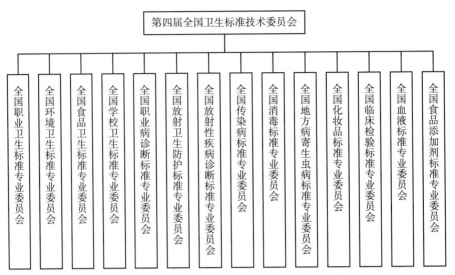

图 4　第四届全国卫生标准技术委员会组织架构

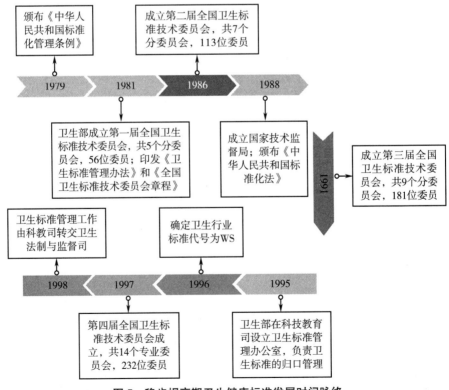

图 5　稳步提高期卫生健康标准发展时间脉络

三、全面发展期（2001—2012 年）

标准管理机构逐步健全,宏观管理和顶层设计得到加强,卫生标准覆盖领域从公共卫生向外扩展,管理制度日益健全,人才队伍不断壮大,卫生标准化工作迈入全面发展阶段。此时期卫生健康标准开始涉及医疗卫生、卫生信息等领域。

（一）国家标准化管理委员会成立,标准化工作步入全面发展阶段

2001 年,中国加入世界贸易组织（World Trade Organization,WTO）对标准化工作产生深远影响,标准的制定需符合国际贸易协定,不得利用标准设置技术壁垒。2001 年 10 月,国家标准化管理委员会（以下简称"国家标准委"）成立,由国务院授权履行统一管理全国标准化工作的行政职能,机构性质为国家质量监督检验检疫总局领导下的事业单位。2008 年 10 月,我国正式成为国际标准化组织（International Organization for Standardization,ISO）常任理事国,2011年 10 月正式成为国际电工委员会（International Electrotechnical Commission,IEC）常任理事国,实现我国标准化工作走向国际的历史性突破。

（二）卫生标准管理委员会成立,专业领域覆盖面扩大

2002 年,卫生标准管理具体业务工作由中国预防医学科学院转至新成立的卫生部卫生监督中心。

2002 年 12 月,第五届全国卫生标准委员会成立,首次设立卫生标准管理委员会,由卫生部有关领导、各专业标准委员会主任委员等组成,负责提出卫生标准工作方针、政策,决定卫生标准管理工作中的重大问题[16],秘书处设在卫生法制与监督司。2004 年机构改革后,卫生部的标准归口管理职责调整至政策法规司承担。2006 年 10 月,卫生部印发《关于成立全国医疗服务标准委员会等 7 个专业卫生标准委员会的通知》（卫政法发〔2006〕416 号）,增设医疗服务、医疗机构管理、医院感染控制、卫生信息、病媒生物控制 5 个专业卫生标准委员会,将全国地方病寄生虫病标准委员会调整为全国地方病标准委员会和全国寄生虫病标准委员会,至此专业卫生标准委员会数量发展到 20 个（图6）,委员增至 448 人。在第五届全国卫生标准委员会期间,共发布卫生标准621 项[17]。标准范围从公共卫生领域扩展到整个卫生领域[18]。

2006 年 11 月,卫生部将"全国卫生标准委员会"更名为"卫生部卫生标准委员会","全国卫生标准管理委员会"更名为"卫生部卫生标准管理委员会","全国 ×× 标准委员会"更名为"卫生部 ×× 标准专业委员会"（例如,"全国

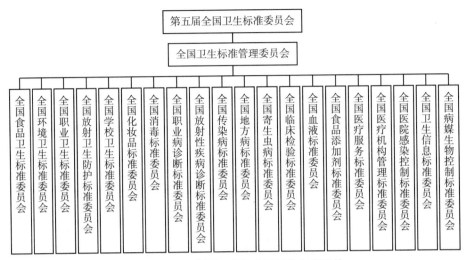

图6　第五届全国卫生标准委员会组织架构

职业卫生标准委员会"更名为"卫生部职业卫生标准专业委员会")。

2008年2月,卫生部成立第六届卫生部卫生标准委员会,委员数量632人。为加强营养改善工作,促进营养工作的规范化,2010年8月,卫生部印发《关于成立卫生部营养标准专业委员会的通知》(卫政法发〔2010〕78号),营养标准化工作得到进一步加强,促进了营养学科的发展[19]。至此,第六届卫生部卫生标准专业委员会增至21个,委员数量增至670人(图7、图8)。

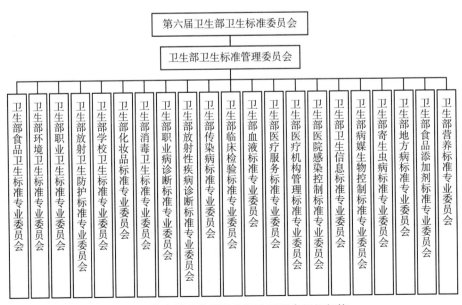

图7　第六届卫生部卫生标准委员会组织架构

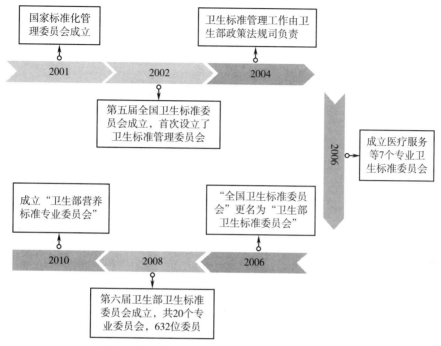

图 8　全面发展期卫生健康标准发展时间脉络

（三）建立健全卫生标准管理规定，制度建设进一步完善

为加强卫生标准工作程序化和规范化建设，提高工作效率，保证标准质量，促进标准实施，2006—2011 年，卫生部先后制（修）订并印发《卫生标准管理办法》《国家卫生标准委员会章程》《卫生标准审查管理办法》《卫生标准制（修）订项目管理办法》《卫生标准专业委员会工作量化评价办法》《卫生部卫生标准委员会委员道德守则》《卫生标准制（修）订项目管理办法补充规定》等7 项制度。

四、改革提升期（2013 年至今）

标准由政府一元供给逐步向政府与市场二元供给转变，体制机制建设更加完善，卫生健康标准在助力健康全人群、生命全周期和健康中国建设中的支撑和引领作用更加明显，"大卫生""大健康"理念得到更充分地体现，我国卫生健康标准化工作迈入改革创新和提质增效新阶段。此时期卫生健康领域团体标准开始制定。

（一）国家高度重视标准化工作,积极实施标准化战略

党的十八大以来,我国标准化工作步入新的发展阶段。2013年,十八届三中全会《中共中央关于全面深化改革若干重大问题的决定》明确要求"政府要加强发展战略、规划、政策、标准等制定和实施,加强市场活动监管,加强各类公共服务提供"。2015年3月,国务院印发《深化标准化工作改革方案》,明确要求"强化标准的实施与监督,更好发挥标准化在推进国家治理体系和治理能力现代化中的基础性、战略性作用,促进经济持续健康发展和社会全面进步"。同时,国务院专门建立标准化协调推进部际联席会议制度。同年12月,国务院办公厅发布《国家标准化体系建设发展规划(2016—2020年)》,明确标准是经济活动和社会发展的技术支撑,是国家治理体系和治理能力现代化的基础性制度。

2016年9月9日,第39届ISO大会在北京召开,习近平总书记在贺信中指出,中国将积极实施标准化战略,以标准助力创新发展、协调发展、绿色发展、开放发展、共享发展。同年,科技部、国家质检总局、国家标准委联合发布《关于在国家科技计划专项实施中加强技术标准研制工作的指导意见》,要求进一步加强技术标准研制工作,强化标准化与科技创新的互动支撑,以科技创新提升技术标准水平,以标准促进科技成果转化应用,推动经济社会持续健康发展。2017年6月,科技部、国家质检总局、国家标准委联合发布的《"十三五"技术标准科技创新规划》指出,加快推进落实技术标准战略,加强标准化与科技创新、产业升级协同发展具有重要意义。2017年12月20日,习近平总书记在中央经济工作会议上的讲话指出,推动高质量发展是当前和今后一个时期确定发展思路、制定经济政策、实施宏观调控的根本要求,必须加快形成推动高质量发展的指标体系、政策体系、标准体系、统计体系、绩效评价、政绩考核,创建和完善制度环境,推动我国经济在实现高质量发展上不断取得新进展。

2019年10月21日,第83届IEC大会在上海召开,习近平总书记在贺信中指出,中国高度重视标准化工作,积极推广应用国际标准,以高标准助力高技术创新,促进高水平开放,引领高质量发展。

（二）深化标准化工作改革,标准由政府单一供给向政府、社会、市场多元供给转变

标准化在保障产品质量安全、促进产业转型升级和经济提质增效、服务外交外贸等方面起着越来越重要的作用。但是,随着我国经济社会发展,现行标准体系和标准化管理体制已不能适应社会主义市场经济发展的需要。2015年3月,国务院印发《深化标准化工作改革方案》,提出"建立政府主导制定的标准

与市场自主制定的标准协同发展、协调配套的新型标准体系,健全统一协调、运行高效、政府与市场共治的标准化管理体制,形成政府引导、市场驱动、社会参与、协同推进的标准化工作格局,有效支撑统一市场体系建设,让标准成为对质量的'硬约束',推动中国经济迈向中高端水平"。方案中一项重大改革措施是提出"培育发展团体标准,在标准制定主体上,鼓励具有相应能力的学会、协会、商会、联合会等社会组织和产业技术联盟协调相关市场主体共同制定满足市场和创新需要的标准,供市场自愿选用,增加标准的有效供应"。2018年1月1日,修订后的《标准化法》正式实施,将标准化改革成果以法律形势固化下来,将制定标准的范围由工业产品、工程建设、环保领域扩大到农业、服务业以及社会事业等领域,构建协调统一的标准体系,全面提升标准的有效性、适用性和先进性,并正式将团体标准纳入标准体系。新《标准化法》第二条第二款规定:标准包括国家标准、行业标准、地方标准和团体标准、企业标准(图9)。团体标准由团体自主制定、自愿采用。为规范团体标准的管理,2019年1月,国家标准化管理委员会、民政部联合发布了《团体标准管理规定》。

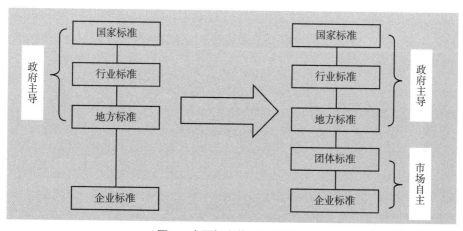

图9 中国标准体系结构变化

2018年3月,根据国务院机构改革方案,国家标准委职责划入国家市场监督管理总局。国家市场监督管理总局对外保留国家标准化管理委员会牌子,负责统一管理全国标准化工作,业务职能由内设机构标准技术管理司和标准创新管理司承担。国务院有关行政主管部门管理本部门、本行业的标准化工作。县级以上地方人民政府标准化行政主管部门统一管理本行政区域内的标准化工作。县级以上地方人民政府有关行政主管部门管理本行政区域内本部门、本行业的标准化工作(图10)。

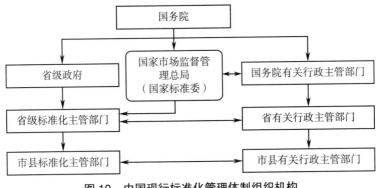

图 10　中国现行标准化管理体制组织机构

（三）适应机构改革和职能转变，卫生标准专业委员会调整

2013 年 2 月，党的十八届二中全会审议通过了《国务院机构改革和职能转变方案》，将原卫生部的职责、原国家人口计生委的计划生育管理和服务职责整合，组建国家卫生和计划生育委员会（简称"国家卫生计生委"）。当年 12 月，国家卫生计生委成立第七届国家卫生标准委员会，撤销了化妆品和食品标准专业委员会（2010 年已另成立食品安全国家标准审评委员会，化妆品管理职责转入其他部门），新设立了护理标准专业委员会。同时，将职业卫生标准专业委员会和职业病标准专业委员会合并为职业卫生标准专业委员会，放射卫生防护标准专业委员会和放射性疾病诊断标准专业委员会合并为放射卫生标准专业委员会。第七届国家卫生标准委员会下设信息、传染病、寄生虫病、地方病、营养、病媒生物控制、职业卫生、放射卫生、环境卫生、学校卫生、医疗机构管理、医疗服务、医院感染控制、护理、临床检验、血液和消毒 17 个标准专业委员会，委员数量 564 人（图 11）。

2014—2015 年间，国家卫生计生委对所有卫生标准管理制度进行修订、补充完善，先后发布《卫生标准管理办法》《国家卫生标准委员会章程》《卫生标准立项管理规定》《卫生标准起草和征求意见管理规定》《卫生标准审查管理办法》《卫生标准专业委员会工作量化评价办法》。2017 年 5 月，第七届国家卫生标准委员会印发《卫生标准专业委员会专家库管理办法（试行）》，加强对各卫生标准专业委员会委员的管理和委员后备力量的培养。

2016 年 6 月，国家卫生计生委监督中心的标准协调管理职能移交中国疾控中心、国家卫生计生委统计信息中心、国家卫生计生委医疗管理服务指导中心 3 家单位承担。3 家单位分别负责公共卫生、卫生健康信息和医疗服务领域卫生标准协调管理，包括项目立项评审、标准协调性审查、跨专业标准基础研究、重要标准宣传培训、推荐性标准评估、专业委员会考核评估等工作。

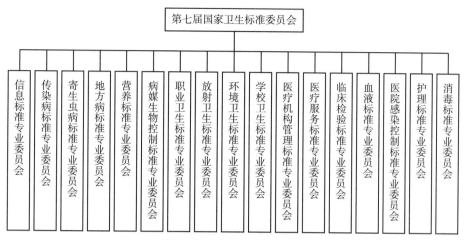

图 11 第七届国家卫生标准委员会组织架构

(四)顺应健康中国战略新要求,卫生健康标准化工作迈入提质增效新阶段

2016 年 8 月,党中央、国务院召开新世纪第一次全国卫生与健康大会,明确了建设健康中国的大政方针,习近平总书记出席会议并发表重要讲话,强调没有全民健康,就没有全面小康。要把人民健康放在优先发展的战略地位,以普及健康生活、优化健康服务、完善健康保障、建设健康环境、发展健康产业为重点,加快推进健康中国建设,努力全方位、全周期保障人民健康;要坚持正确的卫生与健康工作方针,以基层为重点,以改革创新为动力,预防为主,中西医并重,将健康融入所有政策,人民共建共享,为实现"两个一百年"奋斗目标、实现中华民族伟大复兴的中国梦打下坚实健康基础,为健康中国的建设和发展指明了方向。

2016 年 10 月,中共中央、国务院印发的《"健康中国 2030"规划纲要》,明确了我国在卫生健康方面的宏伟蓝图和行动纲领,以共建共享、全民健康为目标,以普及健康生活方式、优化健康服务、完善健康保障、建设健康环境、发展健康产业为重点,全方位、全生命周期维护和保障人民的健康。规划中有 20 多处提到标准。例如,"建立人口健康信息化标准体系""全国所有流行县达到消除血吸虫病标准""基本健全覆盖主要专业的国家、省、市三级医疗质量控制组织,推出一批国际化标准规范""进一步完善职业安全卫生标准体系"等。规划指明了下一步卫生标准化工作的重点方向,要着力研究健康中国战略下的卫生标准体系和需求,以标准助力健康中国建设。

2017 年 10 月,党的十九大将"实施健康中国战略"提升到国家整体战略层面统筹谋划,提出"人民健康是民族昌盛和国家富强的重要标志"的论断,强调坚持预防为主,倡导健康文明生活方式,预防控制重大疾病。为加快推动从"以治病为中心"转变为"以人民健康为中心",动员全社会落实预防为主方针,实施健康中国行动,提高全民健康水平。

2018年3月,根据国务院机构改革方案,国家卫生计生委、国务院深化医药卫生体制改革领导小组办公室、全国老龄工作委员会办公室的职责,工业和信息化部牵头的《烟草控制框架公约》履约工作职责,国家安全生产监督管理总局的职业安全健康监督管理职责整合,组建国家卫生健康委员会(简称"国家卫生健康委"),作为国务院组成部门。

2019年6月,国家卫生健康委出台《健康中国行动(2019—2030年)》等相关文件,围绕疾病预防和健康促进两大核心,提出将开展15个重大专项行动,促进以"治病为中心"向"以人民健康为中心"转变,努力使群众不生病、少生病,提高生活质量,延长健康寿命。

随着我国依法治国进程的全面推进,卫生健康法律法规体系的不断完善,也有力地推进了卫生健康标准化工作。目前,我国共有13部法律和17部行政法规共计90余项条款,要求由卫生健康行政部门组织制定标准或遵循相关标准开展工作(表1),为我国卫生健康标准化工作提供了法律保障,也提出了更高的要求,我国卫生健康标准化工作迈入提质增效的新征程。

表1　涉及卫生健康标准化工作的主要法律和行政法规

文件性质	名称
法律	1.《中华人民共和国基本医疗卫生和健康促进法》
	2.《中华人民共和国药品管理法》
	3.《中华人民共和国国境卫生检疫法》
	4.《中华人民共和国传染病防治法》
	5.《中华人民共和国母婴保健法》
	6.《中华人民共和国献血法》
	7.《中华人民共和国疫苗管理法》
	8.《中华人民共和国执业医师法》
	9.《中华人民共和国职业病防治法》
	10.《中华人民共和国食品安全法》
	11.《中华人民共和国精神卫生法》
	12.《中华人民共和国中医药法》
	13.《中华人民共和国老年人权益保障法》

续表

文件性质	名称
行政法规	1.《学校卫生工作条例》
	2.《公共场所卫生管理条例》
	3.《护士条例》
	4.《血吸虫病防治条例》
	5.《艾滋病防治条例》
	6.《医疗废物管理条例》
	7.《突发公共卫生事件应急条例》
	8.《使用有毒物品作业场所劳动保护条例》
	9.《食盐加碘消除碘缺乏危害管理条例》
	10.《中华人民共和国尘肺病防治条例》
	11.《医疗机构管理条例》
	12.《血液制品管理条例》
	13.《医疗事故处理条例》
	14.《病原微生物实验室生物安全管理条例》
	15.《疫苗流通和预防接种管理条例》
	16.《放射性同位素与射线装置安全和防护条例》
	17.《人体器官移植条例》

为推动实施健康中国战略,树立"大卫生、大健康"理念,把"以治病为中心"转变到"以人民健康为中心",预防控制重大疾病,积极应对人口老龄化,为人民群众提供全方位全周期健康服务,2019 年 6 月,国家卫生健康委成立第八届国家卫生健康标准委员会。第八届国家卫生健康标准委员会在第七届 17个专业委员会基础上,增设了基层卫生健康标准、老年健康标准、妇幼健康标准、医疗卫生建设装备标准 4 个专业委员会,同时将环境卫生、职业卫生和病媒生物控制等专业委员会名称分别调整为环境健康、职业健康和卫生有害生物防制标准专业委员会(图 12),并对部分专业委员会的标准范围进行了优化,内涵和外延进一步扩展。委员数量增至 683 人。

国家卫生健康委于 2019 年修订印发《国家卫生健康标准委员会章程》和《卫生健康标准管理办法》。两个文件根据机构职能调整,理顺了标准管理各参与方的职责分工,细化了委员要求,增加了科技成果向标准转化、标准评估试点、团体标准等内容。为进一步规范标准工作,第八届国家卫生健康标准委员会制定了《卫生健康标准起草和审查管理规定》《卫生健康标准立项管理规定》《卫生健康标准编写指南》等制度文件(图 13)。

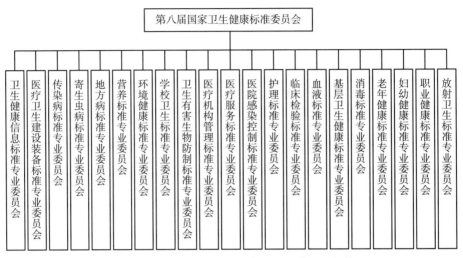

图 12　第八届国家卫生健康标准委员会组织架构

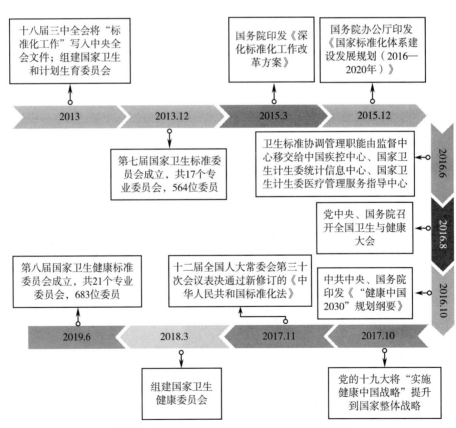

图 13　改革提升期卫生健康标准发展时间脉络

经过 70 多年的发展,我国卫生健康标准化工作体制机制逐步健全,管理制度逐渐成熟定型(表 2、表 3),覆盖领域和组织架构日趋完善,标准专业领域不断优化,人才队伍日益壮大(表 2、图 14)。经过起步探索、稳步提高和全面发展,目前已进入改革提升新的发展阶段。

表 2 国家卫生健康标准委员会基本情况变化

名称演变	成立时间	管理委员会	专业委员会数 / 个	委员数 / 名
第一届全国卫生标准技术委员会	1981 年	—	5	56
第二届全国卫生标准技术委员会	1986 年	—	7	113
第三届全国卫生标准技术委员会	1991 年	—	9	181
第四届全国卫生标准技术委员会	1997 年	—	14	232
第五届全国卫生标准委员会	2002 年	全国卫生标准管理委员会	20	448
第六届卫生部卫生标准委员会	2008 年	卫生部卫生标准管理委员会	21	670
第七届国家卫生标准委员会	2013 年	—	17	564
第八届国家卫生健康标准委员会	2019 年	—	21	683

表 3 国家卫生健康标准历年管理制度文件一览表

序号	文件名称	发布年份	备注
1	卫生健康标准编写指南	2021 年	现行有效
2	国家卫生健康标准委员会章程	2019 年	现行有效。代替 2014 年 7 月 11 日发布的《国家卫生标准委员会章程》和 2011 年 12 月 14 日发布的《卫生部卫生标准委员会委员道德守则》
3	卫生健康标准管理办法	2019 年	现行有效。代替 2014 年 7 月 11 日发布的《卫生标准管理办法》
4	卫生标准专业委员会工作量化评价办法	2014 年	现行有效

续表

序号	文件名称	发布年份	备注
5	地方卫生标准工作管理规范	2011 年	现行有效
6	国家职业卫生标准管理办法	2002 年	现行有效
7	卫生标准立项管理规定	2015 年	已废止
8	卫生标准管理办法	2014 年	已废止。代替 2006 年 6 月 22 日发布的《卫生标准管理办法》
9	国家卫生标准委员会章程	2014 年	已废止。代替 2003 年 1 月 6 日发布的《全国卫生标准委员会章程》，"全国××标准委员会"更名为"卫生部××标准专业委员会"（例如，"全国职业卫生标准委员会"更名为"卫生部职业卫生标准专业委员会"）
10	卫生标准审查管理办法	2014 年	已废止。代替 2009 年 4 月 23 日发布的《卫生标准审查管理办法》
11	卫生标准起草和征求意见管理规定	2014 年	已废止
12	卫生标准制（修）订项目管理办法补充规定	2014 年	已废止
13	卫生部卫生标准委员会委员道德守则	2011 年	已废止
14	卫生标准制（修）订项目管理办法	2009 年	已废止
15	卫生标准审查管理办法	2009 年	已废止
16	卫生标准管理办法	2006 年	已废止
17	卫生标准编写技术指南	2006 年	已废止
18	全国卫生标准委员会章程	2003 年	已废止
19	报批和编写标准指南	1996 年	已废止
20	关于制定卫生标准的程序和方法	1993 年	已废止
21	制定卫生标准管理办法	1992 年	已废止
22	全国卫生标准技术委员会章程	1981 年	已废止
23	卫生标准管理办法	1981 年	已废止

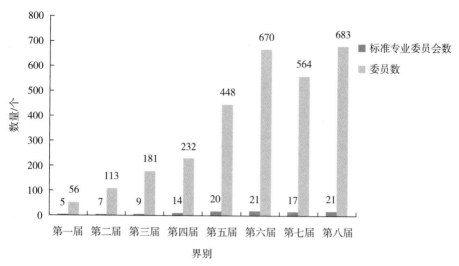

图 14 历届各标准专业委员会和委员数量变化

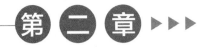

我国卫生健康标准化工作的管理

一、卫生健康标准概述

（一）卫生健康标准的概念

根据《标准化法》，标准是指农业、工业、服务业以及社会事业等领域需要统一的技术要求。标准包括国家标准、行业标准、地方标准和团体标准、企业标准。

卫生健康标准是卫生健康领域需要统一的技术要求。对于需要在全国卫生健康行业及其他有关行业统一的卫生健康技术要求，制定国家标准；对于需要在卫生健康行业统一的卫生健康技术要求，制定行业标准；对于需要在地方统一的卫生健康技术要求，可以制定卫生健康地方标准；对于需要在卫生健康领域社会团体内统一的技术要求，可以制定卫生健康团体标准。

根据《标准化法》《中华人民共和国职业病防治法》《中华人民共和国食品安全法》有关规定，卫生健康国家标准包括国务院标准化行政主管部门发布的国家标准、国家卫生健康委发布的国家职业卫生标准和食品安全国家标准三类。

2009年《中华人民共和国食品安全法》颁布实施后，卫生部于2010年成立食品安全国家标准审评委员会，食品安全国家标准与其他卫生健康标准按照不同体系进行管理。本书中，2010年之后的卫生健康标准体系和标准不包括食品安全国家标准。

（二）卫生健康标准的发布主体

卫生健康标准的发布主体包括国务院标准化行政主管部门、国家卫生健康委、地方标准化行政主管部门、卫生健康领域的社会团体。

国务院标准化行政主管部门发布卫生健康国家标准，该类标准由国家卫生健康委负责项目提出、组织起草、征求意见和技术审查，由国家标准化管理委员会予以立项、编号和发布。

国家卫生健康委发布国家职业卫生标准、食品安全国家标准、卫生健康行业标准。其中,卫生健康行业标准发布后报国务院标准化行政主管部门备案。

地方标准化行政主管部门发布卫生健康地方标准,发布后报国务院标准化行政主管部门备案。

卫生健康领域的社会团体发布卫生健康团体标准。

(三) 卫生健康标准的性质

《标准化法》第二条第二款规定"国家标准分为强制性标准、推荐性标准,行业标准、地方标准是推荐性标准",同时第十条第五款规定"法律、行政法规和国务院决定对强制性标准的制定另有规定的,从其规定"。国务院印发的《深化标准化工作改革方案》规定"环境保护、工程建设、医药卫生强制性国家标准、强制性行业标准和强制性地方标准,按现有模式管理"。根据上述规定,卫生健康领域的国家标准和行业标准均包括强制性标准和推荐性标准。

(四) 卫生健康标准的代号及编号

强制性国家标准,代号 GB;

推荐性国家标准,代号 GB/T;

强制性国家职业卫生标准,代号 GBZ;

推荐性国家职业卫生标准,代号 GBZ/T;

强制性卫生健康行业标准,代号 WS;

推荐性卫生健康行业标准,代号 WS/T。

省级地方标准代号,由汉语拼音字母"DB"加上其行政区划代码前两位数字组成。市级地方标准代号,由汉语拼音字母"DB"加上其行政区划代码前四位数字组成。

团体标准的代号由"T/"加社会团体代号。如中国医院协会团体标准代号:T/CHAS。

各类标准的编号由代号、标准顺序号和年号三部分组成。

二、卫生健康标准制定原则和范围

(一) 卫生健康国家标准和行业标准

1. 制定原则

(1) 制定主体和归口管理部门为国家卫生健康委;

（2）标准规范的事项属于国家卫生健康委的职责范围并需要在全国范围内统一；

（3）符合卫生健康标准化制度规定的程序和各项管理要求；

（4）标准内容以技术要求为主，机构职责、人员资质、行政许可、权利义务等行政管理要求不纳入标准范围；

（5）执行稳定，可共同并重复使用；

（6）条款内容和实施情况可向社会公开；

（7）卫生健康标准是全国通用的、公益的、基础的标准。

2. 范围

2019年6月，第八届国家卫生健康标准委员会成立，下设21个标准专业委员会，国家卫生健康委制定的国家标准、行业标准的专业分类与其相对应，也分为21类：卫生健康信息、医疗卫生建设装备、传染病、寄生虫病、地方病、营养、环境健康、学校卫生、卫生有害生物防制、医疗机构管理、医疗服务、医院感染控制、护理、临床检验、血液、基层卫生健康、消毒、老年健康、妇幼健康、职业健康和放射卫生。对于不在上述21个专业领域范围内，但属于国家卫生健康委职责范围的标准，归为"其他"类。

（二）卫生健康地方标准和团体标准

卫生健康地方标准和团体标准的制定原则和范围依据《地方标准管理办法》（2020年国家市场监督管理总局令第26号）和《团体标准管理规定》（国标委联〔2019〕1号）。

三、卫生健康标准化工作机制

根据《标准化法》，国务院有关行政主管部门分工管理本部门、本行业的标准化工作。

国家卫生健康委依法负责职责范围内的卫生健康国家标准、行业标准管理工作，实行归口管理、分工负责。国家卫生健康委设立国家卫生健康标准委员会，下设标准专业委员会。国家卫生健康标准委员会设秘书处负责项目、人员、强制性标准实施评估等归口管理工作。相关业务司局负责相关专业领域卫生健康标准的制（修）订和实施工作。国家卫生健康标准委员会设标准协调管理机构，负责标准项目承担单位评审、标准协调性审查、跨专业标准基础研究、重要标准的宣传培训、推荐性标准的评估、专业委员会的考核评估等综合性标准管理工作。各专业委员会依据《国家卫生健康标准委员会章程》确定的职责开展工作。

2019 年 6 月,国家卫生健康委成立第八届国家卫生健康标准委员会,设主任委员 1 人,常务副主任委员 1 人,副主任委员、秘书长、副秘书长和委员若干人。主任委员由国家卫生健康委主要负责同志担任,常务副主任委员由分管卫生健康标准工作的委领导担任,副主任委员由法规司主要负责同志担任,委员由相关司局主要负责同志、各专业委员会主任委员组成,秘书长和副秘书长由法规司和有关单位主管标准工作的负责同志担任。

国家卫生健康标准委员会秘书处设在法规司,中国疾病预防控制中心、国家卫生健康委统计信息中心、国家卫生健康委医疗管理服务指导中心作为标准协调管理机构承担标准管理具体工作。第八届国家卫生健康标准委员会下设 21 个标准专业委员会,组织架构见图 15。

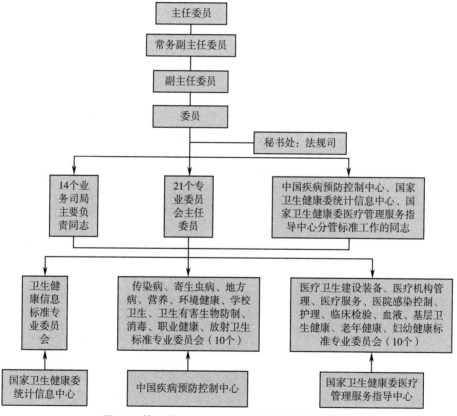

图 15 第八届国家卫生健康标准委员会组织架构

国家卫生健康标准委员会的职责是:
(1)提出标准工作有关方针、政策;
(2)审议标准中长期规划;

（3）提出专业委员会换届意见；

（4）审议专业委员会工作报告；

（5）监督检查专业委员会工作；

（6）决定标准管理工作中其他重大事项。

各专业委员会设主任委员 1 人；副主任委员 1~3 人；秘书长 1 人，可设副秘书长 1~2 人。委员会设单位委员若干，可设顾问不超过 3 人。

专业委员会的职责是：

（1）协助相关业务司局开展标准需求调研，提出本专业领域标准发展规划和标准年度制（修）订计划；

（2）对本专业标准制（修）订项目进行管理；

（3）评审标准送审材料，提出审查结论；

（4）组织进行标准复审；

（5）负责本专业标准的技术咨询，参与标准宣贯和评估工作；

（6）开展本专业标准所需的基础研究，为标准研制和管理提供科学依据；

（7）收集、了解本专业领域相关政策信息和国家标准、行业标准、地方标准、团体标准等信息；

（8）组织开展本专业国内外标准一致性比对分析及重要标准的翻译，跟踪、研究相关领域国际标准化发展趋势和工作动态，参加本专业国际标准化活动；

（9）与标准有关的其他工作。

卫生健康地方标准由地方标准化行政主管部门依据《地方标准管理办法》管理。

卫生健康团体标准由社会团体依据《团体标准管理规定》和本社会团体章程管理。

四、卫生健康标准化工作程序

卫生健康标准化工作程序包括：立项、起草、审查、发布、实施、评估、复审等 7 个环节。卫生健康国家标准、行业标准，具体程序如下。

（一）立项

卫生健康标准立项包括确定年度项目、确定项目承担单位两个步骤。

1. 确定年度项目

任何公民、法人和其他组织可通过卫生健康标准网提交卫生健康标准项目建议。各专业委员会每年在制定标准制（修）订计划前收集社会各界提交的标准项目建议,根据本专业工作规划、标准体系、标准复审结论、实际需求,参考社会提交的建议提出本专业的标准制(修)订项目建议,报协调管理机构。标准协调管理机构审核项目间的协调性,确保项目建议与现行有效标准、往年下达项目、其他专业项目无交叉重复。国家卫生健康委相关业务司局结合重点工作需求及专业委员会建议,提出拟纳入年度计划的标准项目。

卫生健康标准项目的遴选应当符合以下原则:

(1)符合国家有关法律法规、卫生健康政策方针;

(2)符合国家标准化工作政策,侧重于保基本,以底线类、通用类标准为主;

(3)体现国家卫生健康委重点工作;

(4)符合卫生健康标准范围;

(5)技术内容具有科学性且已在业内得到广泛认可;

(6)符合中国国情,切实可行;

(7)与现行及制定中的标准和文件无重复、交叉。

2. 确定项目承担单位

项目承担单位确定由初审和现场评审产生。

初审:标准协调管理机构对收到的申报书进行汇总、核查后,按照下列要求进行初审。

项目申报单位应当符合的条件:

(1)独立核算且独立承担民事法律责任;

(2)具备相应的技术水平和条件,且在业内得到广泛认可;

(3)具备前期工作基础,确保能够在规定时限内完成项目。标准制(修)订项目已形成标准框架;

(4)无逾期标准项目。

项目申报负责人应当具备的条件:

(1)为申报单位在职人员,具有高级专业技术任职资格或相应职级;

(2)无逾期标准项目;

(3)正在执行(包括被退回正在修改)的标准项目不超过1项。

现场评审:按照下列程序进行:

(1)选举产生评审组组长,主持评审工作;

(2)项目申报负责人汇报和答辩;

(3)评审专家填写《卫生健康标准项目审查评分表》;

(4)评审组组长组织讨论,计算评分,形成统一的评审意见,填写《卫生健康标准项目评审表(单项汇总)》;

(5)评审组经讨论和协商,可提出调整申报单位和申报人的建议,确保同一专业内每个单位承担的项目不超过2项,每个申报人牵头的项目不超过

1项。

快速程序:因卫生健康工作急需,或应对突发紧急事件需要制定标准的,由国家卫生健康委法规司和相关业务司局报委领导批准,采用快速程序制定。

(二)起草

卫生健康标准的起草包括编写和征求意见两个步骤。

1. 编写

标准起草单位应当不少于3家,标准起草人原则上5~10人。标准内容涉及多个部门的,原则上应当有相关部门的代表参加。第一起草单位是标准项目的主要负责单位,应当在人员、经费、科研条件等方面给予积极支持,保证按协议(合同)规定的进度、时限和任务执行,并按规定向相应专业委员会秘书处报告执行进度。第一起草人是标准项目的主要负责人,应当全程组织领导标准起草工作,掌握标准的主要指标及其依据和制定过程,对标准的全部内容及项目执行进度负责。在起草标准前,标准起草人应当学习掌握标准编写规则及标准管理信息系统操作。

起草卫生健康标准,应当符合以下要求:

(1)符合法律法规、规章、卫生健康政策方针,不与其他的国家标准、行业标准,或相关的规范性文件交叉、矛盾;

(2)标准内容应当有科学性,各项技术指标应以明确的科学实验数据、实践经验、调研结果等为依据;参照文献或国际、国外标准制定的指标,应当进行可行性验证或论证;标准中各项指标在现有经济、技术水平下应当切实可行;

(3)纳入卫生健康标准的新技术,应当具有合法性,且已经通过安全性、有效性、经济适宜性评估,以及伦理审查;

(4)不得在标准中设置没有法律依据的许可要求;

(5)涉及市场主体利益的强制性指标应当符合合法性和公平竞争原则;

(6)等同采用和修改采用国际和国外标准的,应当提供全文译文;其他有对应的国际和国外标准的,提供中文摘要及重要指标的译文;与国际标准不一致的,应当说明理由;

(7)标准的编写格式应当符合《标准化工作导则第1部分:标准化文件的结构和起草规则》(GB/T 1.1—2020)和《卫生健康标准编写指南》的要求。

检验方法标准应当按照下列要求进行验证:

(1)一般的检验方法标准,进行验证的专业技术机构(不包括第一起草单位)应当不少于3家;

(2)等同采用和修改采用国际检验方法标准的,进行验证的专业技术机构(不包括第一起草单位)不少于2家;

（3）应当根据检验方法标准的适用范围选择有代表性的验证单位。

起草标准应当编写编制说明,内容主要包括:

（1）任务来源与项目编号、各起草单位和起草人承担的工作、起草过程等;

（2）与相关规范性文件和其他标准的关系,强制性标准应当说明法律法规依据;

（3）国外相关规定和标准情况的对比说明;

（4）各项技术内容的依据;

（5）征求意见和采纳情况、不采纳意见的理由;

（6）重大意见分歧的处理结果和依据;

（7）根据需要提出实施标准的建议,强制性标准应当说明强制执行涉及的机构和产品;

（8）其他应予说明的事项。

2. 征求意见

第一起草单位完成标准征求意见稿后,应当广泛征求相关工作管理机构、标准使用单位、行业协会、本专业学术团体(学会)、监督机构和有关专家的意见。征求标准使用单位的意见时,应当考虑各地区、各级别、各类型的单位。标准送审前,原则上通过卫生健康标准网对社会公开征求意见。

标准起草人应当对征求到的意见进行归纳整理、分析研究,对分歧较大的意见应当及时做好沟通、反馈工作。根据征求的意见对标准中重要技术指标进行修改,应当再次按照程序征求意见。起草人填写《征求意见汇总处理表》,应当包括采纳的意见、未采纳的意见及其理由,以及无不同意见的单位和人员名单。

标准起草人在征求意见的基础上完成标准送审稿。

（三）审查

卫生健康标准审查包括专业委员会审查、协调性审查、政策审核、程序审核。

1. 专业委员会审查

专业委员会审查,包括初审、预审、会审三个步骤。

初审:专业委员会秘书处对标准送审材料进行初审,检查材料和内容是否齐全,以及标准格式是否符合编写要求。

预审:专业委员会秘书处组织预审,针对所审标准的内容选择相应领域的专业委员会委员及专家组成预审小组,人数不少于 3 人,由主任委员指定一名专业委员会成员任组长。

会审:会审是对标准的合法性、科学性、实用性、可行性、协调性、公平性进行审查。

会审按照下列程序进行：

（1）第一起草人介绍标准制（修）订过程、主要内容、依据、征求意见的处理情况、预审意见的采纳情况；

（2）预审小组组长汇报预审情况；

（3）审查人员提出问题，第一起草人解答；

（4）审查人员讨论并提出意见；

（5）主持人归纳审查意见；

（6）形成并通过会议纪要。

专业委员会审查卫生健康标准，应当保证有充分的审查讨论时间，应当发扬民主，保证参与讨论的人员充分表达自己的意见。会审时，对单位委员及相关司局代表提出的意见应当充分讨论研究。

参加会审的委员、顾问应当完整填写《卫生健康标准审查意见表》进行投票。参加起草的委员和顾问应当回避，不参加投票。实际投票人数应当占应投票人数的四分之三及以上为有效。标准需经实际投票人的四分之三及以上同意时，方为通过。

2. 协调性审查

标准协调管理机构对专业委员会报送的标准材料进行协调性审查，内容包括：

（1）报批材料的完整性、规范性；

（2）标准报批稿的格式；

（3）标准条款间、标准与其他标准和文件间的协调性；

（4）委托办事经费是否符合财务要求；

（5）对涉及市场主体利益的强制性卫生健康标准是否已履行合法性审核和公平竞争审查的程序。

3. 政策审核

国家卫生健康委相关业务司局负责标准报批材料的业务审核，确保标准与相关政策协调，审核相关强制性标准的合法性、公平性。

4. 程序审核

秘书处（法规司）负责标准报批程序的审查，复核强制性标准的合法性和公平性。

（四）发布

卫生健康行业标准、国家职业卫生标准由国家卫生健康委以通告形式发布并主动公开。行业标准发布后，报国务院标准化行政主管部门备案。

卫生健康领域国家标准（国家职业卫生标准除外）报国务院标准化行政主管部门发布。

（五）实施

国家卫生健康委负责卫生健康标准的宣传贯彻与实施。各业务司局在各自职责范围内承担卫生健康标准的贯彻执行工作，将卫生健康标准作为指导、评审、监管等工作的重要技术依据。

（六）评估

国家卫生健康委建立卫生健康标准评估机制，重点组织对强制性标准的实施进行评估。标准协调管理机构组织对重要推荐性标准的实施进行评估。

（七）复审

卫生健康标准实施后，相应的专业委员会应当根据科学技术发展和社会需要适时进行复审，复审周期一般不超过五年。复审结论包括继续有效、修订、废止。

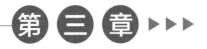

我国卫生健康标准化工作现况

一、卫生健康国家标准和行业标准

（一）各标准专业委员会工作范围

第八届国家卫生健康标准委员会包括 21 个标准专业委员会,主要负责制定卫生健康领域的国家标准、国家职业卫生标准、卫生健康行业标准。各标准专业委员会的工作范围,见表 4。

表 4 各标准专业委员会工作范围

序号	名称	工作范围
1	卫生健康信息标准专业委员会	负责卫生健康领域有关数据、技术、安全、管理、数字设备等信息标准
2	医疗卫生建设装备标准专业委员会	负责医疗卫生机构建筑、设施、装备配备等基础设施建设标准
3	传染病标准专业委员会	负责法定传染病诊断、检测标准
4	寄生虫病标准专业委员会	负责寄生虫病诊断、检测技术、监测、控制与消除标准
5	地方病标准专业委员会	负责地方病诊断、病区划分、检测、控制与消除标准
6	营养标准专业委员会	负责人体营养、膳食营养指导与干预、临床营养、食物营养和营养方法等标准
7	环境健康标准专业委员会	负责生活饮用水卫生、涉及饮用水卫生安全产品、公共场所卫生、环境污染健康影响与健康风险评估、室内环境卫生等卫生健康标准
8	学校卫生标准专业委员会	负责学校的教学设施、生活服务设施、环境和教具卫生标准,学生用品标准,健康相关教育过程标准,学生健康管理、健康教育、疾病预防控制标准

续表

序号	名称	工作范围
9	卫生有害生物防制标准专业委员会	负责有健康风险的有害生物的监测、检测、控制、评估标准,重大活动及突发事件中有害生物监测控制标准,有害生物防制服务及产品控制效果评价标准
10	医疗机构管理标准专业委员会	负责医疗机构及其内设机构的规模、结构、人员配置、设备设施使用等方面的标准
11	医疗服务标准专业委员会	负责医疗服务质量安全、技术、绩效评估以及合理用药等标准
12	医院感染控制标准专业委员会	负责医院感染预防与控制相关的管理、评价、预防技术标准
13	护理标准专业委员会	负责护理管理与护理专业服务相关的工作流程、服务标准和技术操作标准
14	临床检验标准专业委员会	负责临床实验室管理(质量、安全、信息等)、临床检验技术(参考系统、参考区间、重要常规检验等)和检验项目临床应用等相关标准
15	血液标准专业委员会	负责无偿献血、血站和单采血浆站、临床输血的技术标准
16	基层卫生健康标准专业委员会	负责基层医疗卫生机构的人员资源配置、结构、标识标准,基层医疗卫生服务的管理、技术、质量安全、绩效和评价等标准
17	消毒标准专业委员会	负责消毒产品卫生质量、检验方法和消毒效果评价标准
18	老年健康标准专业委员会	负责老年医疗机构标准,老年人的医疗服务、健康服务、健康干预及评价标准
19	妇幼健康标准专业委员会	负责妇幼健康服务机构管理相关标准,妇女和0~6岁儿童健康相关标准,妇幼健康信息、生殖健康和出生缺陷防治有关标准
20	职业健康标准专业委员会	负责工作场所职业有害因素、职业防护、健康危害控制相关标准,职业健康监护及职业病诊断等标准
21	放射卫生标准专业委员会	负责核和辐射相关的放射卫生防护标准,核和辐射突发事件及事故的卫生应急准备与处置标准,放射工作人员职业健康监护标准,职业性放射性疾病的诊断标准,放射诊疗设备质量控制检测标准,辐射检测、监测标准,放射防护设施与防护器材等标准

（二）各标准专业委员会标准体系

21 个标准专业委员会标准体系结构图见附件。

（三）现行有效的卫生健康标准

截至 2021 年 8 月 31 日，我国现行有效的卫生健康标准 1 453 项。标准数量居于前三位的专业依次为职业健康 504 项（34.69%）、卫生健康信息 230 项（15.83%）和放射卫生 133 项（9.15%）（表 5）。

表 5　不同专业现行有效卫生健康标准构成

专业	国家标准 / 项		行业标准 / 项		国家职业卫生标准 / 项		小计 / 项	构成比 /%
	强制性	推荐性	强制性	推荐性	强制性	推荐性		
1. 卫生健康信息	0	1	112	117	0	0	230	15.83
2. 医疗卫生建设装备	0	0	0	0	0	0	0	0.00
3. 传染病	3	0	41	8	0	0	52	3.58
4. 寄生虫病	3	0	5	30	0	0	38	2.62
5. 地方病	3	8	1	24	0	0	36	2.48
6. 营养	0	0	0	33	0	0	33	2.27
7. 环境健康	12	48	4	10	0	0	74	5.09
8. 学校卫生	7	17	1	14	0	0	39	2.68
9. 卫生有害生物防制	0	56	0	10	0	0	66	4.54
10. 医疗机构管理	0	0	9	11	0	0	20	1.38
11. 医疗服务	0	7	2	6	0	0	15	1.03
12. 医院感染控制	0	0	5	14	0	0	19	1.31
13. 护理	0	0	0	2	0	0	2	0.14
14. 临床检验	0	4	0	97	0	0	101	6.95
15. 血液	2	0	1	9	0	0	12	0.83

续表

专业	国家标准 / 项		行业标准 / 项		国家职业卫生标准 / 项		小计 / 项	构成比 /%
	强制性	推荐性	强制性	推荐性	强制性	推荐性		
16. 基层卫生健康	0	0	0	1	0	0	1	0.07
17. 消毒	23	22	2	17	0	0	64	4.40
18. 老年健康	0	0	0	0	0	0	0	0.00
19. 妇幼健康	0	0	0	3	0	0	3	0.21
20. 职业健康	0	0	27	94	112	271	504	34.69
21. 放射卫生	8	15	8	18	37	47	133	9.15
22. 其他类	0	0	0	11	0	0	11	0.76
合计	61	178	218	529	149	318	1 453	100.00

1 453 项现行有效的卫生健康标准中,按类别统计,国家标准 239 项,占 16.45%,其中强制性标准 61 项,推荐性标准 178 项;行业标准 747 项,占 51.41%,其中强制性标准 218 项,推荐性标准 529 项;国家职业卫生标准 467 项,占 32.14%,其中强制性标准 149 项,推荐性标准 318 项(图 16~ 图 18)。按性质统计,强制性标准 428 项,占 29.46%,推荐性标准 1 025 项,占 70.54%(图 17)。

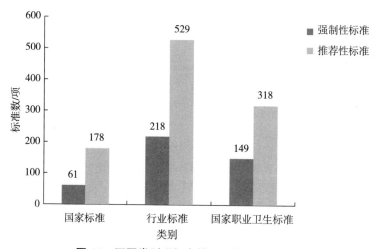

图 16 不同类别现行有效卫生健康标准情况

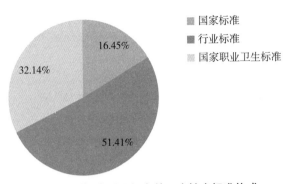

图 17 不同类别现行有效卫生健康标准构成

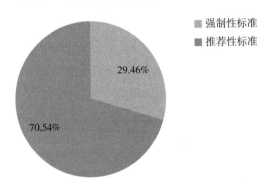

图 18 不同属性现行有效卫生健康标准构成

二、卫生健康地方标准和团体标准

（一）地方标准

分别于2018年1月1日和2020年3月1日施行的修订后《标准化法》和《地方标准管理办法》，对制定地方标准提出了基本原则和程序要求。随着卫生健康标准化理念的逐步深入，地方卫生健康标准化工作不断推进。

各地陆续成立卫生健康标准化专业组织。截至2021年8月31日，已成立16个地方标准化技术委员会（表6）。

表6 地方卫生健康标准化组织成立情况

序号	机构名称	秘书处挂靠单位	所属省 （自治区、直辖市）
1	上海市卫生标准化技术委员会	上海市疾控中心	上海
2	北京市公共卫生标准化技术委员会	北京市疾控中心	北京

序号	机构名称	秘书处挂靠单位	所属省（自治区、直辖市）
3	浙江省卫生标准化技术委员会	浙江省疾控中心	浙江
4	江苏省卫生标准化技术委员会	江苏省疾控中心	江苏
5	苏州市卫生标准化技术委员会	苏州市疾控中心	江苏苏州
6	辽宁省卫生标准化技术委员会	辽宁省疾控中心	辽宁
7	贵州省卫生标准化技术委员会	贵州省疾控中心	贵州
8	山西省卫生健康标准化技术委员会	山西省疾控中心	山西
9	忻州市卫生健康标准化技术委员会	忻州市疾控中心	山西忻州
10	青海省公共卫生标准化技术委员会	青海省疾控中心	青海
11	河北省卫生标准化技术委员会	河北省疾控中心	河北
12	新疆维吾尔自治区公共卫生标准化技术委员会	新疆维吾尔自治区疾控中心	新疆维吾尔自治区
13	昌吉回族自治州卫生标准化技术委员会	昌吉回族自治州疾控中心	新疆维吾尔自治区昌吉回族自治州
14	云南省卫生健康标准化技术委员会	云南省疾控中心	云南
15	吉林省卫生标准化技术委员会	吉林省疾控中心	吉林
16	广西壮族自治区卫生标准化技术委员会	广西壮族自治区疾控中心	广西壮族自治区

各地根据其地方特点,制定一系列标准。截至 2021 年 8 月 31 日,我国现行地方标准 69 839 项,其中归口单位为卫生部门的地方标准 317 项,均为推荐性地方标准,占 0.45%。

归口单位为卫生部门的地方标准中,发布数量居于前五位的省(自治区、直辖市)依次为北京、江苏、广西、重庆、天津;12 个省(自治区、直辖市)无归口单位为卫生部门的相关地方标准(表 7)。

表 7　我国各省(自治区、直辖市)归口单位为卫生部门的相关地方标准一览表

序号	省(自治区、直辖市)	地标数量 / 项	构成比 /%
1	北京	59	18.61
2	江苏	50	15.77
3	广西	47	14.83

续表

序号	省（自治区、直辖市）	地标数量／项	构成比／%
4	重庆	34	10.73
5	天津	34	10.73
6	广东	15	4.73
7	四川	14	4.42
8	贵州	13	4.10
9	辽宁	10	3.15
10	上海	8	2.52
11	山西	8	2.52
12	福建	5	1.58
13	吉林	4	1.26
14	安徽	4	1.26
15	浙江	4	1.26
16	湖北	3	0.95
17	陕西	2	0.63
18	内蒙古	2	0.63
19	山东	1	0.32
	合计	317	100.00

（二）团体标准

团体标准是新修订的《标准化法》以及国务院有关标准文件提出的新的标准化领域，团体标准由于制定周期短、活力强等灵活特性，能够快速满足市场和行业的标准需求，能够增加标准有效供给，满足经济社会转型升级对标准的多样化需求。近年来，卫生健康领域的社会组织充分发挥专业人才聚集的优势，积极开展团体标准工作，以标准加强行业自律、引领行业发展。

中华预防医学会、中国医院协会、中华中医药学会、中国卫生有害生物防制协会等118个卫生健康领域社会组织在全国团体标准信息平台注册，制定了团体标准的工作章程、管理办法，推动团体标准的规范发展。

截至2021年8月31日，社会团体在全国团体标准信息平台共计公布28 270项团体标准，按国民经济行业划分，属于卫生类的共计1 221项，占4.32%。2017—2020年卫生相关团体标准公布数量呈逐年增长趋势（图19）；在平台上公布团体标准居于前三位的团体依次为中华中医药学会496项

（47.88%）、中国中医药信息学会 109 项（10.52%）和中国医学救援协会 63 项
（6.08%）。积极开展团体标准工作的社会组织还有中国卫生信息与健康医疗
大数据学会、中国医院协会、中华预防医学会等。

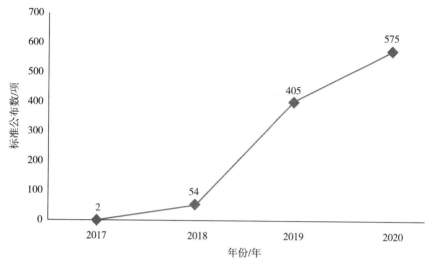

图 19　2017—2020 年卫生相关团体标准公布数量变化

三、标 准 宣 贯

卫生健康标准宣贯工作是提高专业人员和公众对标准重要性认识，营造
全社会学标准、用标准、守标准良好氛围的重要手段。近年来，国家卫生健康
委、标准协调管理机构和各标准专业委员会不断加大卫生健康标准的宣贯力
度，充分利用各类培训班、标准化活动、各种媒体特别是新媒体开展宣贯，手段
日趋多样，内容更加丰富，覆盖人群更加广泛，人员接受度不断提高。2017—
2019 年，协调管理机构共举办卫生健康标准宣贯 51 场次，涵盖标准 108 项，覆
盖 160 余万人次，覆盖人次数呈逐年增长趋势（表 8）。

表 8　2017—2019 年卫生健康标准宣贯情况

年份	宣贯培训数 / 场次	覆盖人次数 / 人次	覆盖标准数 / 项
2017 年	15	28 400	26
2018 年	19	82 961	41
2019 年	17	1 490 275	41
合计	51	1 601 636	108

（一）标准培训班等常规宣贯

近年来，协调管理机构和各标准专业委员会针对新颁布的主要标准，结合医疗卫生机构的建议和需求，开展了不同类别标准的专题宣贯工作。例如：2013—2019 年，卫生有害生物防制标准专业委员会针对 20 余项卫生有害生物防制标准，累计培训 35 100 人次，包括各级卫生健康委、爱国卫生运动委员会办公室、疾控中心的相关工作人员和有害生物防制服务的从业人员等；自 2015年起，职业卫生标准专业委员会每年组织 2 次全国职业卫生和职业病诊断标准师资培训，宣贯标准 89 项，培训师资 1 000 余人次。

各标准专业委员会探索将标准宣贯培训与学术会议结合，显著提高了标准培训规模和覆盖范围。如利用"全国地方病防治专业技术培训班"，连续多年对全国各省防治人员就大骨节病和克山病诊断、碘缺乏病、燃煤污染型地方性氟中毒、大骨节病控制与消除考核验收方法等标准进行宣贯培训；利用每年举办的中华预防医学会医学寄生虫分会年会、各专业学会和机构的会议，在 20余次会议上对参会人员进行宣贯和培训，累计人数达 3 000 余人。

（二）借助各类活动宣贯

2017—2020 年，国家卫生健康委连续 4 年组织开展"世界标准日"卫生健康标准集中宣贯工作，通过举办培训班、张贴海报、发放宣传折页、微信平台和视频等方式，开展了丰富多彩的系列宣传活动。结合健康中国战略，国家卫生健康委 2017 年"世界标准日"宣传主题为"实施卫生健康标准，助推健康中国"，2018 年主题为"健康中国，标准先行"，2019 年第 50 届世界标准日，结合健康中国行动，确定"实施健康中国行动，卫生健康标准先行"为宣传主题，2020 年结合新冠肺炎疫情防控工作，确定"实施卫生健康标准　助力新冠疫情防控"为宣传主题，针对健康中国和新冠肺炎疫情发布的卫生行业标准印发宣传折页和海报，发放到各地疾控中心，提高了对标准重要性的认识。

把标准的执行情况列为卫生检查、评价、评审的重要内容，取得了良好的宣传效果。从 2006 年开始，国家卫生监督机构对血站行业监督检查时，将血站对相关血液标准的执行情况作为督查重点，有力地提高了血站行业贯彻血液标准的意识。从 2007 年开始，把血站行业相关标准作为每年一次的全国范围血站行业质量管理监督检查表中的重点内容，提出明确的要求，指导血站在实践中落实相关标准；把相关法律法规和血液标准作为血站行业采供血执业考核和职称考试的重点内容，使新入职员工和晋升人员学习、领会和掌握输血相关标准变成每个员工的一种自觉行为[20]。

（三）利用各种媒体宣贯

近年来，为使标准使用者正确理解和应用标准，先后出版《国家卫生城市相关标准》《中华人民共和国卫生标准汇编》《卫生标准实用指南》和《公共卫生领域标准化范例荟萃》系列丛书等，内容涵盖各专业卫生健康标准。2010 年创刊的《中国卫生标准管理》杂志也在卫生健康标准宣贯上发挥了积极作用。

2018—2020 年，国家卫生健康委医疗管理服务指导中心以健康扶贫、援疆工作、边远地区为重点，利用"互联网 +"技术，组织开展标准宣贯，宣贯覆盖面广，受众人群多，宣贯效果满意度高。如 2018 年，在线参加人数达 8 万余人，覆盖全国近 2 000 家医疗卫生机构；2019 年，采取线上与线下方式，共开展标准宣贯 9 次，覆盖全国万余家医疗机构 148.98 万人，其中现场培训 1 430 余人次，互联网培训 148.7 万余人次，互联网培训国家卫生健康委扶贫县 970 余人，通过扫描二维码收看标准宣贯视频超过 200 万人次；2020 年开展宣贯 3 次，覆盖全国 4 462 家医疗机构 48.74 万人，其中现场培训 150 人次，互联网培训 48.73 万余人次，互联网培训国家卫生健康委扶贫县 355 人。

近年来，各标准专业委员会采取录制网络教学视频的方式进行宣贯。2021 年 2 月，国家卫生健康委、中国疾病预防控制中心录制出品《新冠肺炎疫情期间重点场所和单位卫生防护指南》(WS/T 698—2020)等新冠肺炎相关标准系列慕课。制作完成《麻疹诊断》(WS 296—2017)、《病媒生物化学防治技术指南》(GB/T 31714—2015)等网络教学视频，通过疾控中心行业协会网站和微信平台宣贯推广。同时，标准协调管理机构和各标准专业委员会充分利用官方网站、微信公众号、微视频等新媒体平台，以通俗易懂的语言宣传解读卫生健康标准。

四、标　准　研　究

卫生健康标准研究是开展卫生健康标准化工作的前提和基础，研究结果为健全卫生健康标准管理体制机制、完善标准体系、标准立项、标准制（修）订、确定标准接触限值、标准的优化调整，以及提高标准的科学性、可行性提供依据。近年来，卫生健康标准研究围绕国内外卫生健康标准化工作的新形势、新任务、新趋势，结合卫生健康标准工作实际，不断总结经验，研究新情况、探索新理论、解决新问题，标准研究力度不断加大（图 20、图 21）。

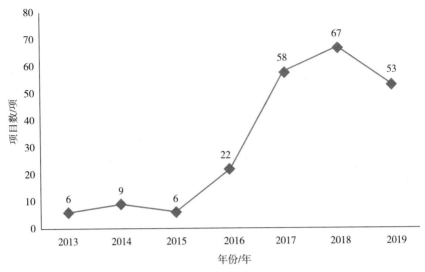

图 20　2013—2019 年卫生健康标准研究项目数量变化

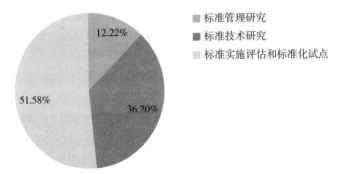

图 21　2013—2019 年不同类型卫生健康标准研究构成

2013—2019 年,共完成卫生健康标准研究项目 221 项,其中标准管理类 27 项(12.22%),标准技术类 80 项(36.20%),标准实施评估与标准化试点项目 114 项(51.58%)。近年来,尤其加强了具有前瞻性的标准管理类方面的研究,包括体制机制、标准体系、标准需求和国内外标准对比研究等。项目承担单位涵盖标准协调管理机构、各标准专业委员会、各级疾控机构、医疗机构、卫生信息中心、高等院校和标准化研究机构等。

(一)标准管理研究

1. 标准体制机制研究

近年来,国家卫生健康委紧紧围绕国内外标准化趋势,结合我国卫生健康标准化的工作特点,研究和总结卫生健康标准工作的内在规律和实践经验,以完善卫生健康标准管理体制机制为中心,指导和推进卫生健康标准化工作为目的,先后开展了《国内外卫生标准管理体制研究》《中国卫生健康标准发展状况研究》《卫生健康领域团体标准管理体制研究》《中国参与 ISO 卫生健康领域标准工作策略研究》《我国与 WHO 标准化合作机制研究》《卫生健康领域标准联通共建"一带一路"策略研究》等课题。

通过开展研究,梳理我国在公共卫生、医疗和卫生健康信息领域标准化管理现状,了解国际组织[如 ISO、世界卫生组织(WHO)]和美国、英国、德国等国家卫生健康标准化管理组织机构、工作流程和职责分工,比较我国卫生健康标准化管理体制与国际组织、其他国家和国内主要行业的异同,分析我国标准化管理工作中存在的问题,为我国卫生健康标准管理体制建设提出具体的政策建议。政策建议主要是:①依据我国卫生健康事业发展实际和重点任务,进一步加强和完善卫生健康标准体系顶层设计,明确不同技术文件的定位,不同层级标准的关系,整体规划标准体系的布局。②推进标准制定的协作机制,优化标准审核流程,加强标准宣贯和培训,协同推进标准实施应用,加强标准评价和监督,落实奖惩机制,提升标准质量。③加快卫生健康标准化人才培养,加大人才资金投入力度,落实保障机制。④鼓励卫生健康领域社会组织制定团体标准,加强对团体标准的规范、引导和监督,制定实施效果良好的团体标准转化机制。

2. 标准体系研究

卫生健康标准体系是卫生健康标准顶层设计框架。近年来,国家卫生健康委委托相关单位陆续开展了《健康中国建设相关卫生标准体系研究》《老年健康服务标准体系研究》《卫生应急标准体系研究》《卫生信息安全标准与规范体系框架研究》《医院感染控制标准体系框架研究》等项目,这些研究对我国卫生健康标准体系的构建和完善提供了重要参考。

《健康中国建设相关卫生标准体系研究》,梳理出我国法律法规、条例办法、规划计划等对我国卫生健康标准化工作提出具体的要求,提出需加强标准化建设的专业领域,包括老龄健康、妇幼健康、医疗质量与安全、精神卫生和心理健康、慢性病与健康管理、健康城镇建设评价、卫生应急、突发公共卫生事件、健康医疗旅游和社会办医等。提出"实施卫生标准化战略,助力建设健康中国"新时代健康中国战略下卫生标准化工作的定位及需要重点做好的工作。主要包括:强化卫生标准化管理体制和工作机制;完善健康中国战略下的卫生标准体系;推进卫生标准的宣贯、实施和评估;加强卫生标准化人才队伍建设;编制新时代卫生健康标准发展规划;加强卫生标准的国际交流与合作;加大对卫生标准科学研究的支持力度;推进地方卫生健康标准化建设。

《老年健康服务标准体系研究》,提出构建包括老年健康基础标准、老年医疗服务标准、老年公共卫生标准、老年社会支持标准等内容的老年健康标准体系,为推动我国老年健康服务发展,充分发挥标准在应对人口老龄化方面的支撑作用,为健康中国战略的顺利实施保驾护航。主要包括:建立老年健康标准体系动态更新机制;探索建立老年健康领域交叉标准管理模式;规范国家和行业标准的立项、起草、审查和实施等管理工作;支持地方标准、团体标准和企业标准的协同发展;建立老年健康标准管理的长效机制,做好支撑及保障工作。

《卫生应急标准体系研究》,分析了我国卫生健康领域应急标准现状和需求,借鉴国际卫生应急标准化工作的经验,提出卫生应急标准体系构架,包括通用标准、应急响应标准和信息标准。其中通用标准分为预防和应急准备标准体系,监测和预警体系;应急响应标准按专业组分为传染病、群体性不明原因疾病、职业中毒、生活饮用水污染、自然灾害等;信息标准作为通用标准和应急响应标准的技术支撑。

3. 标准需求研究

近年来,国家卫生健康委开展了《健康服务业标准需求研究》《基层卫生健康治理及标准需求研究》《5G 技术在医疗卫生行业应用的标准需求研究》等,通过调研掌握我国卫生健康行业相关标准需求,为卫生健康标准立项提供了重要依据。

《健康服务业标准需求研究》,立足卫生健康工作实际,结合《关于促进健康服务业发展的若干意见》提出的重点任务,对健康服务业的传统业态和新兴业态进行分析,分别提出医养结合养老服务机构、互联网医疗、健康管理与服务、第三方医学服务四种业态的标准需求:①医养结合养老服务机构标准需求主要集中在分级护理、营养膳食和养老机构消毒三个方面。②互联网医疗标准需求应考虑医疗设备硬件端、在线问诊模式规范和信息安全方面的需求。③健康管理服务标准的共性需求集中在职业要求、健康管理信息标准、健康风险评估和服务规范;个性需求主要有健康体检机构分级标准,健康体检项目、健康体检报告及结果评估标准和婴幼儿游泳场所卫生标准。④第三方医学服务标准急需病理检查标准等。

《基层卫生健康治理及标准需求研究》,提出基层卫生健康标准需求,主要包括:社区卫生服务功能及定位标准、社区卫生服务机构的核心管理制度、社区卫生常见病诊疗标准、社区卫生服务机构培训标准、社区卫生服务站的设置标准等。建议基层卫生健康标准体系分为设施设备标准、标识标志标准、管理标准、功能定位标准、服务标准和技术标准六部分。

(二)标准技术研究

近年来,多项标准技术研究为标准的制定、修订,检测方法的建立和接触限值的确定与评价等提供了重要的前期数据。

1. 公共卫生标准相关研究

通过开展《病媒生物密度监测方法　蜚蠊》(GB/T 23795—2009)中蜚蠊粘捕法和目测法监测结果相关性研究,解决密度监测方法标准与控制水平标准的协调一致的问题,使得各地日常监测结果可以用于指导实际控制工作;《卫生有害生物绿色防制标准的前期研究》为研制卫生有害生物绿色防制相关标准,系统指导我国病媒生物因地制宜地开展物理防治、生物防治、化学防治相结合的综合治理策略提供参考。

《放射诊疗设备质量控制检测规范系列标准可行性研究》,为进一步提高标准的实用性和可操作性,加强放射诊疗许可、医用辐射防护监测和管理,提高我国放射诊疗质量控制与辐射防护水平具有重要意义;《儿童CT检查辐射剂量调查研究》,为了解我国儿童放射诊断的辐射剂量现状,分析研究我国儿童CT诊断参考水平,研制我国儿童CT诊断参考水平标准提供技术支撑。

《工作场所职业病危害因素浓度管理系列标准编制支撑研究》和《工业化国家工作相关疾病诊断标准分析研究》,提出了完善我国工作场所职业病危害因素浓度管理系列标准和我国工作相关疾病诊断标准体系的技术建议;《职业接触无机砷化合物生物检测方法和配套限值研究》等3个检测方法及限值研究项目,为下一步的标准制(修)订工作奠定了良好的基础。

《生活饮用水总有机碳标准检验方法——膜电导率法研究》,为修订标准增加生活饮用水检测手段和相关单位灵活选择相应的检测方法提供依据,可更好地满足实际工作需要。

《环境健康名词术语研究》和《职业卫生名词术语与职业病诊断名词术语研究》等,为各专业名词术语的制定、修订,以及规范名词术语的使用等方面提供了重要参考。

2. 医疗和人群健康标准相关研究

《医疗机构环境表面清洁与消毒管理规范》(WS/T 512—2016)、《医院医用织物洗涤消毒技术规范》(WS/T 508—2016)、《经空气传播疾病医院感染预防与控制规范》(WS/T 511—2016)等标准的前期研究,为相关标准中消毒剂的正确选择和使用、医用织物洗涤消毒流程、经空气传播疾病医院感染防控的关键因素和感控措施、口腔门诊相邻诊疗单元物理隔断适宜高度等提供了科学依据。

《医疗机构心理健康工作者系统式思维和技能培训标准研究》,论证了系统式思维和技能培训对我国医疗机构心理健康工作者的有效性,总结出一套符合我国国情的医疗机构心理健康工作者系统式思维和技能培训模式;《口腔诊疗用水及管路消毒技术规范》《医疗机构常用护理文件书写规范》等研究,为相关标准的制定提供依据。

《托育服务机构质量评估标准研究》,调研了托育服务机构开展服务的主要内容、工作流程、人员配备等,有助于推动婴幼儿照护服务专业化、规范化建设;《医养结合机构基本服务规范研究》,提出了各类医养结合机构应提供的服务项目和内容,包括机构设置要求,科室、人员、设施设备、药品配备要求,服务人员资质要求以及环境要求等,明确了医养结合机构提供服务的流程,确定了服务质量评价原则和方式。

3. 卫生健康信息标准相关研究

《家庭医生签约信息化标准研究》,明确了家庭医生签约服务的总体业务流程以及家庭医生签约服务信息系统应具备的基本功能和适用人群,形成了家庭医生签约服务信息系统的基本数据集。

《医学人工智能应用管理规范研究》,为进一步加强医学人工智能的应用,制定满足医用机器人、药物研发、临床辅助诊断、临床辅助决策支持、医院智能管理、智能科研教学等方面的标准提供了前期研究基础。

《移动互联网医疗信息标准研究》,分析了互联网医疗的定义和内涵,阐述了互联网医疗与医学模式发展、医改和健康中国的关系,提出了制定相关标准的建议。

4. 健康风险因素评估和预防标准相关研究

近年来,我国不断加大基于健康风险评估和循证医学研究的标准研制工作,陆续开展了《饮用水氯化消毒副产物健康风险评估》《游泳池水消毒副产物致癌风险评估技术规范》《基于人体健康风险的环境化学污染物安全剂量推导技术指南》《新冠肺炎等传染病公众使用口罩的卫生学指标评估研究》《中国妇女妊娠期增重适宜值研究》《我国儿童碘可耐受最高摄入量研究》等项目。这些研究为卫生健康标准接触限值的制定和修订提供了科学可靠的依据,为我国基于健康风险评估和循证医学研究的卫生健康标准研制工作起到积极作用。

(三)标准实施评估与标准化试点

开展卫生标准评估是落实新修订的《标准化法》和国务院系列标准化有关文件精神的具体举措,是促进标准实施、发挥标准效益、提升标准质量的重要手段。通过科学评估,掌握相关卫生标准在实施应用过程中存在的问题,从而研究制定解决问题的措施和方法,为标准的修订提供重要参考。

2017 年 7 月,国家卫生计生委发布《卫生标准跟踪评价工作指南》(WS/T 536—2017),规定了卫生标准跟踪评价工作的内容、流程及要求,为开展卫生标准实施评估提供技术指导。2014—2019 年,共对百余项标准开展了实施评估。

开展的培育试点项目主要包括:"宁波互联网健康服务标准培育试点""福建互联网医院监督管理标准培育试点""宁夏互联网医院监督管理标准培育试点""互联网＋社区健康管理标准化试点"等。"互联网＋社区健康管理标准化试点"项目,总结概括出了智慧家庭医生优化协同模式,为"互联网＋社区健康管理"模式在其他社区卫生服务机构应用、推广奠定基础,为互联网时代社区卫生服务信息化建设与应用提供样板。

五、标准国际化

随着我国标准化事业的发展和参与国际标准化活动的日益频繁,标准国际化能力和水平不断提高。2015年3月,国务院印发的《深化标准化工作改革方案》提出:提高标准国际化水平,参与国际标准化治理能力进一步增强,承担国际标准组织技术机构和领导职务数量显著增多。2016年9月9日,习近平总书记在致第三十九届国际标准化组织大会的贺信中指出,标准已成为世界"通用语言",中国将积极实施标准化战略,愿同世界各国一道,深化标准合作,加强交流互鉴,共同完善国际标准体系。2018年1月1日起施行的《标准化法》第8条规定,国家积极推动参与国际标准化活动,开展标准化对外合作与交流。

目前,卫生健康标准领域日益重视标准国际化工作,逐步参与到国际标准化组织工作中。

(一)参与国际标准制定

卫生健康信息标准工作围绕国际成熟标准的中国化和中国成熟标准的国际化,积极与WHO、联合国儿童基金会等国际组织开展合作交流,与卫生信息交换标准、医学数字影像与通信(Digital imaging and communications in medicine,DICOM)标准、医疗卫生信息与管理系统学会(Healthcare information and management systems society,HIMSS)等国外标准与组织进行业务对接,建立国际DICOM标准中国委员会等业务对口组织,推动DICOM中国委员会相关工作的开展,我国发布的《医学数字影像虚拟打印信息交互规范》(WS/T 597—2018)已通过2019年度DICOM国际委员会审议,成为国际DICOM标准。

2021年,由WHO牵头编写的《世界卫生组织鼠疫管理指南》及修订的鼠疫病例诊断国际标准发布,中国专家参与指南和标准的制定,汇集了我国甘肃、内蒙古、云南、青海和河北等地众多一线鼠疫防控工作的经验和智慧。

国家卫生健康放射卫生标准专业委员会4名委员为国际放射防护委员会

（International commission on radiological protection，ICRP）委员，积极参加 ICRP 组织的放射防护体系、放射生物学、医用辐射等方面的国际标准化活动，为提升我国卫生健康标准的国际影响力和话语权起到积极的推动作用。我国放射卫生标准中有 11 项参照国际原子能机构（International atomic energy agency，IAEA）、IEC、ICRP 国际组织发布的国际标准。2019 年，WHO 辐射与健康合作中心在中国疾病预防控制中心辐射防护与核安全医学所成立，主要职责之一是参与 WHO 标准规范制（修）订，协助 WHO 举办区域培训班。

国家卫生健康血液标准专业委员会 2 名委员参与国际血液学标准化委员会（International committee for standardization in haematology，ICSH）成人血液检验危急值管理指南、血细胞沉降率检测指南，美国临床和实验室标准协会（Clinical and laboratory standards institute，CLSI）药敏试验指南等国际标准的制定工作。

（二）开展标准互译工作

近年来，国家卫生健康标准委员会各标准专业委员会陆续开展了多项标准互译工作，将多项国际标准化组织和部分国家的相关标准引入我国或翻译成中文。

1992 年，卫生部组织翻译引入 WHO《输血服务的管理》；2001 年，卫生部将 WHO《血液质量管理计划》项目引入我国，依托此项目建立了我国血站和医院（输血科）管理人员和专业技术人员的上岗考核机制，促进了《血站管理办法》《医疗机构临床用血管理办法》等一系列血液标准化管理法规的发布和更新。美国血库联合会（American Association of Blood Banks，AABB）《输血技术手册》和《血站和输血机构标准》，欧盟血液管理委员会《血液成分的制备、使用和质量保证指南》等已实现同步中文版的发布，为我国血液行业借鉴国际先进经验，促进血液行业标准化进步发挥了作用。承担 WHO *Iodine Thyroid Blocking：Guidelines for use in planning for and responding to radiological and nuclear emergencies*（2017）的中文翻译工作，翻译的该出版物中文版《碘甲状腺阻滞》于 2019 年 11 月在 WHO 网站发布；将 ISO 标准 *Furniture-Chairs and tables for educational institutions-Functional size*［ISO 5970-1979（E）］（家具 - 教育机构用桌椅功能尺寸）和美国环保署 *Pest Control Management in School Environments*（学校环境中的卫生有害生物控制）翻译成中文，为我国卫生标准的制（修）订提供借鉴。

近年来，将《病媒生物密度控制水平　蚊虫》（GB/T 27771—2011）、《工业企业设计卫生标准》（GBZ 1—2010）、《职业病诊断通则》（GBZ/T 265—2014）、《学龄儿童青少年营养不良筛查》（WS/T 456—2014）、《学龄儿童青少年超重与肥胖筛查》(WS/T 586—2018)、《血吸虫病控制和消除》(GB 15976—2015)、《血吸虫病诊断标准》(WS 261—2006)等多项卫生领域国家标准、国家职业卫生标准和卫生行业标准翻译成英文,在相关网站进行学术宣传,或纳入相关的国际援助项目中,供国外同行参考使用。

(三)承办和参与国际标准相关会议

2018年,我国承办了由 IAEA 和 WHO 共同组织的"国际原子能机构非应急情况下食品与饮用水中放射性的导则编写方面的技术挑战国际会议",会议的成功召开进一步提升了我国食品与饮用水放射性监测与评价标准化领域的国际影响力,为促进我国与 IAEA 和 WHO 及各国之间的国际合作与交流起到了积极推动作用。

营养标准专业委员会委员多次参加世界营养大会年会、美国营养学会年会等国际学术会议,与国外专家交流营养标准及营养领域新动态,扩大我国卫生健康标准的国际影响力。

(四)发表标准互认倡议

2018年9月,我国在"2018亚大区害虫管理协会联盟害虫峰会"上,做《中国病媒生物控制标准体系及应用概况》主题报告,介绍我国卫生有害生物防制标准情况,发起"关于亚大区虫害管理协会联盟标准共享的倡议",并将4项国家标准和2项团体标准翻译成英文版,共发放给参会的国际同行600份,倡议得到与会的澳大利亚、韩国、泰国等多国代表的积极响应,并希望加强与我国的标准互认和合作。

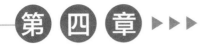

我国卫生健康标准化工作成就

卫生健康标准是规范行业发展和提升服务质量的技术手段,是推进健康中国建设的有力保障。随着卫生健康事业的发展,卫生健康标准的作用日益凸显,在新冠肺炎疫情防控、重点疾病预防与控制、爱国卫生运动、改善医疗服务质量、提升人群健康水平、促进卫生健康信息互联互通等方面得到了较好应用,发挥了重要技术支撑作用,产生了积极效果。

一、支撑传染病等重点疾病防控

(一)传染病标准为传染病防治和生物安全提供重要技术支撑

截至 2021 年 8 月 31 日,现行有效传染病标准共 52 项,其中强制性国家标准 3 项,强制性行业标准 41 项,推荐性行业标准 8 项,诊断类标准数量最多,有 45 项,占 91.8%,鼠疫、乙肝、艾滋病、结核病等法定传染病基本实现了全覆盖。传染病标准的制定为传染病的早发现、早报告、早诊断起到了技术支撑作用。

《鼠疫自然疫源地及动物鼠疫流行判定标准》(GB 16883)《鼠疫诊断标准》(WS 279)等在规范鼠防各项工作中发挥了不可替代的指导作用。我国人间鼠疫流行处于平稳、散发阶段,发病人数总体呈下降趋势[21]。2019 年北京市报告了新中国成立后唯一的 2 例鼠疫输入病例,北京市及时组织专家力量对两名来自内蒙古鄂尔多斯市的就诊患者进行了综合判断,结合患者流行病学史、临床表现、病原检查,患者不符合鼠疫诊断标准,排除鼠疫,解除隔离观察。《鼠疫诊断标准》(WS 279)在 2019 年北京市输入病例诊断和鉴别诊断方面得到了成功应用,发挥了一锤定音的作用,消除了群众恐慌,维护了社会稳定。

《肺结核诊断》(WS 288—2017)标准规定了肺结核诊断依据、诊断原则、诊断和鉴别诊断,适用于全国各级各类医疗卫生机构及其医务人员对肺结核的诊断,该标准贯彻实施后提高了登记肺结核患者的病原学诊断的准确性。周林等在青海、甘肃等 8 个省(自治区、直辖市)开展的评估结果显示,各评估现场强化了病原学检测力度,分枝杆菌分子生物学检测率由实施前的 18.2% 提高到 60.0%;分枝杆菌分离培养率由 93.9% 提高到 96.0%,评估地区登记肺结核患者病原学阳性率从 21.6% 提高到 24.7%;结核抗原抗体检测率从 36.5% 提高到 37.3%;结核抗原抗体检测阳性率从 25.7% 提高到 41.3%;结核菌素试验检测率从 23.0% 提高到 47.2%,阳性率由 57.9% 提高到 73.3%;γ 干扰素释放试验检测率由 2.3% 提高到 17.2%。符合肺结核临床诊断要素的患者从 23.8% 提高到 48.1%[22]。

(二)地方病标准助力科学防治和精准施策

地方病标准在地方病的规范防治、科学评价等方面发挥着重要作用,为我国地方病持续控制和消除工作保驾护航。截至 2021 年 8 月 31 日,现行有效的地方病标准共计 36 项,其中国家标准 12 项,行业标准 24 项,主要包括地方病诊断标准、病区划分标准和控制评价标准等。

一是,地方病诊断标准打牢监测预警体系基础。地方病防治工作,包括病情调查、防治措施效果评价、病区划分、病区判定及考核验收等,都离不开疾病诊断标准。《大骨节病诊断》(WS/T 207—2010)和《克山病诊断》(WS/T 210—2011)两项标准确定了诊断要点以及临床分型的技术指标,为有效诊断大骨节病和克山病发挥了重要作用,这两项标准被纳入《重点地方病控制消除评价办法(2019 版)》中,为全国大骨节病和克山病病情的监测和有效管理提供了科学的依据。《氟斑牙临床诊断标准》(WS/T 208—2011)在原 Dean's 分度标准的基础上,结合我国病区现场实际,使各级分度标准更加简捷、明确,让一线防治人员更易掌握,保障监测结果的准确性。

二是,地方病病区划分标准推进我国科学防治地方病进程。《水源性高碘地区和高碘病区的划定》(GB/T 19380—2016)、《碘缺乏病病区划分》(GB 16005—2009)、《碘缺乏地区和适碘地区的划定》(WS/T 669—2020)三项标准为我国建立世界规模最大、时间跨度最长、最灵敏、覆盖全国的碘缺乏病监测体系和网络提供科学基础,对我国新时期碘缺乏病的防治工作具有重要的现实意义,为我国“因地制宜、分类指导与差异化干预、科学与精准补碘”的碘缺乏病防治策略的具体落实提供依据,对于保证居民合理的碘营养水平、保护当地群众的身体健康发挥了重要作用。

三是,地方病控制评价标准保障地方病防治措施落实。结合《人群总摄氟量》(WS/T 87—2016)、《改水降氟效果评价》(WS/T 90—2017)、《人群尿氟正常值》(WS/T 256—2005)评价不同地区人群的氟暴露水平,对我国饮水型氟中毒实现控制的进程和目标进行准确的判断,在评价防治措施的效果方面具有重大意义。

地方病标准为《全国地方病防治"十二五"规划》《"十三五"全国地方病防治规划》《地方病防治专项三年攻坚行动方案(2018—2020 年)》等提供了依据。截至 2020 年底,地方病各病种全部按阶段实现既定目标,地方病防治形势发生了根本转变[23]。

(三) 寄生虫病标准助力我国寄生虫病控制与消除

现行寄生虫病标准包括《疟疾的诊断》(WS 259)、《疟疾控制和消除标准》(GB 26345—2010)、《包虫病控制》(WS/T 664—2019)、《血吸虫病控制和消除》(GB 15976—2015)等共计 38 项,分别从预防控制、实验技术、诊断与病例管理等方面规范了各项工作,提升我国控制与消除寄生虫病工作的质量[24]。

《疟疾的诊断》(WS 259)规定了疟疾的诊断依据、诊断原则、诊断标准和鉴别诊断,促进了疟疾患者的早发现、早诊断、早报告,规范了快速诊断试剂在临床的应用,提高了基层医疗机构疟疾患者诊断的及时性和准确率。全国依据《疟疾的诊断》(WS 259)的要求建立了国家级、省级参比实验室,建立完善了全国疟疾诊断参比实验室网络和质量管理体系,推动了疟原虫检测方法等相关标准的研制和发布,为我国各级医疗机构从事临床疟疾病原学检验人员和疾控机构从事疟疾监测实验室人员提供了统一规范的操作流程和技术规范,对我国消除疟疾以及消除疟疾后的监测工作具有重大意义[25]。

《疟疾控制和消除标准》(GB 26345—2010)与《中国消除疟疾行动计划(2010—2020 年)》紧密相关,为全国消除疟疾行动奠定了理论和实践基础。标准规范了疟疾患者的报告、治疗、流调、处置流程,在此基础上,正式形成了《全国消除疟疾监测方案(2015 版)》工作规范,确立了以病例为基础的"线索追踪、清点拨源"的工作策略。为相关机构督导、检查和考核工作提供依据和指导,促使各级疾病预防控制机构建立健全资料管理制度,消除疟疾工作的各类资料收集完整、真实,记录清晰、准确,确保消除疟疾的历史数据安全和完整保存。近年来,我国疟疾发病人数呈逐年下降趋势,本土感染疟疾病例数从 2011年的 1 308 例降至 2017 年的零病例,之后一直维持本土原发感染零病例至今,已连续 4 年无本土原发感染病例,达到了 WHO 制定的国家消除疟疾标准。经现场评估,2021 年 6 月 30 日 WHO 宣布中国通过消除疟疾认证。

《血吸虫病控制和消除》(GB 15976—2015)规定了我国血吸虫病疫情控制、传播控制、传播阻断和消除的要求和考核方法,明确了不同阶段达标考核的内容、方法和指标,为考核验收各地防治工作质量和效果达标等提供了依据,在全国血吸虫病消除工作中发挥了精准导向作用。根据这一标准,各地有序地开展了血吸虫病达标考核工作。截至 2020 年底,全国 450 个流行县(市、区)中,337 个达到消除标准,98 个达到传播阻断标准,15 个(4.66%)达到传播控制标准[24]。上海、广东、福建、浙江、广西等省(自治区、直辖市)顺利通过消除复核。标准推动了在我国各级政府主导下的血吸虫病防治工作进程,引领了多部门围绕我国血吸虫病从控制走向消除的目标而制定综合防治规划、确定血吸虫病防治投资方向、完善防治技术规范等政策性文件的工作,在血吸虫病防治实践中发挥了很好的导向作用,为考核与验收全国各地血吸虫病防治工作的质量和效果提供了有力的依据[26]。

(四)新冠肺炎疫情相关标准助力疫情防控

新冠肺炎疫情是百年来全球发生的最严重的传染病大流行,是新中国成立以来我国遭遇的传播速度最快、感染范围最广、防控难度最大的重大突发公共卫生事件。面对严重疫情,习近平总书记亲自指挥、亲自部署,党中央统筹全局、果断决策,国务院联防联控机制、国家卫生健康委依法科学有序有效地全力开展疫情防控工作,结合我国实际发布了大量新冠肺炎疫情诊疗和防控指南、技术指引和工作规范,积累了丰富的战"疫"经验,为我国的公共卫生安全和复工复产复学复市等提供了坚实保障,取得了积极成效,做出了重要贡献。

为充分发挥标准在新冠肺炎疫情防控中的技术支撑和保障作用,总结、固化疫情防控成果,更好地规范今后的疫情防控工作,国家卫生健康委、地方标准化行政主管部门、卫生健康领域的社会团体发布了一系列新冠肺炎相关标准。截至 2021 年 8 月 31 日,共发布 11 项行业标准,182 项地方标准和 67 项团体标准。

1. 新冠肺炎疫情防控相关国家标准

截至 2021 年 8 月 31 日,国家卫生健康委组织制定的 23 项强制性国家标准批准发布,主要涉及消毒剂、消毒器械等疫情防控亟须的重点领域。

在消毒剂领域,发布了《手消毒剂通用要求》(GB 27950—2020)、《空气消毒剂通用要求》(GB 27948—2020)、《疫源地消毒剂通用要求》(GB 27953—2020)等 18 项产品标准和《消毒剂原料清单及禁限用物质》(GB 38850—2020)1 项基础标准,对强化医院环境消毒、公共场所消毒和个人防护发挥了重要作用。

在消毒器械领域,发布了《次氯酸钠发生器卫生要求》(GB 28233—2020)、《紫外线消毒器卫生要求》(GB 28235—2020)、《臭氧消毒器卫生要求》(GB 28232—2020)、《过氧化氢气体等离子体低温灭菌器卫生要求》(GB 27955—2020)等 4 项标准,对于促进消毒器械技术创新、扩大环保绿色消毒技术应用,规范生产企业行为,指导消毒器械科学合理使用具有重要作用[27]。

2. 新冠肺炎疫情防控卫生行业标准

为充分发挥卫生健康标准在新冠肺炎疫情防控中的作用,截至 2021 年 8 月 31 日,国家卫生健康委发布《新冠肺炎疫情期间医学观察和救治临时特殊场所卫生防护技术要求》等 11 项与新冠肺炎疫情防控相关的卫生健康行业标准,其中强制性标准 3 项,推荐性标准 8 项(表 9)。

表 9 新冠肺炎疫情防控卫生行业标准一览表

序号	标准名称	标准号	标准性质
1	《新冠肺炎疫情期间医学观察和救治临时特殊场所卫生防护技术要求》	WS 694—2020	强制性
2	《新冠肺炎疫情期间公共交通工具消毒与个人防护技术要求》	WS 695—2020	强制性
3	《新冠肺炎疫情期间办公场所和公共场所空调通风系统运行管理卫生规范》	WS 696—2020	强制性
4	《新冠肺炎疫情期间特定人群个人防护指南》	WS/T 697—2020	推荐性
5	《新冠肺炎疫情期间重点场所和单位卫生防护指南》	WS/T 698—2020	推荐性
6	《人群聚集场所手卫生规范》	WS/T 699—2020	推荐性
7	《学校传染病症状监测预警技术指南》	WS/T 772—2020	推荐性
8	《传染病疫情居家隔离期间儿童青少年近视防控指南》	WS/T 773—2020	推荐性
9	《农贸(集贸)市场新型冠状病毒环境监测技术规范》	WS/T 776—2021	推荐性
10	《新型冠状病毒消毒效果实验室评价标准》	WS/T 775—2021	推荐性
11	《新冠肺炎疫情期间现场消毒评价标准》	WS/T 774—2021	推荐性

《新冠肺炎疫情期间医学观察和救治临时特殊场所卫生防护技术要求》(WS 694—2020)适用于新冠肺炎疫情期间,室内体育场馆、展览馆、宾馆、学校等改造作为新冠肺炎轻症患者救治、疑似患者隔离、密切接触者医学观察等临时特殊场所。室内体育场馆、展览馆等主要改造作为接收新冠肺炎轻症患者的临时救治场所(如方舱医院等);社区卫生服务中心、乡镇卫生院等主要改造作为接收新冠肺炎疑似患者的隔离场所;宾馆和学校等主要改造作为接收密切接触者的医学观察场所。标准对新冠肺炎轻症患者临时救治场所、疑似患者隔离场所、密切接触者医学观察场所的通用要求(如场所选择、建筑要求、功

能分区、通风换气、污水处理等)、消毒措施(如物体表面消毒、餐饮具消毒、污染物消毒等)、个人防护(如防护用品和设施、工作人员防护等)、卫生管理(如环境卫生清洁等)做出了明确的规定。

《新冠肺炎疫情期间公共交通工具消毒与个人防护技术要求》(WS 695—2020)主要内容包括交通工具清洁消毒和个人防护两部分。结合公共交通工具运营的实际情况,对公共交通工具的通风管理、预防性消毒、终末消毒;对工作人员和旅行人员的个人防护提出了具体要求。标准适用于新冠肺炎疫情期间,运营中的飞机、旅客列车、高铁、长短途客车、公交车、轨道交通、船舶、出租汽车等公共交通工具的通风管理、预防性消毒、终末消毒,工作人员和旅行人员的个人防护等,为疫情期间公共交通工具的清洁消毒提供技术支持,为人们在乘坐公共交通工具时的个人防护提供依据[28]。

《新冠肺炎疫情期间办公场所和公共场所空调通风系统运行管理卫生规范》(WS 696—2020)主要包括空调通风系统的卫生质量要求、运行管理要求、日常检查与卫生监测等内容,适用于新冠肺炎疫情期间办公场所和公共场所的空调通风系统的卫生管理,为规范办公场所和公共场所空调通风系统的运行管理提供依据,指导办公场所和公共场所管理者科学合理地使用空调通风系统,防止因空调通风系统使用不当导致新冠肺炎疫情的传播和蔓延[29]。

新冠肺炎疫情发生后,国家卫生健康委制定的疫情防控相关文件中多处引用卫生行业标准。例如,2020年1月国家卫生健康委办公厅印发《医疗机构内新型冠状病毒感染预防与控制技术指南(第一版)的通知》,通知中明确规定医疗机构需严格执行《医疗机构消毒技术规范》(WS/T 367—2012)、《医院空气净化管理规范》(WS/T 368—2012)、《医院隔离技术规范》(WS/T 311—2009)、《医务人员手卫生规范》(WS/T 313—2019)、《医院医用织物洗涤消毒技术规范》(WS/T 508—2016)、《重症监护病房医院感染预防与控制规范》(WS/T 509—2016)、《医疗机构环境表面清洁与消毒管理规范》(WS/T 512—2016)等卫生行业标准,同时将这些标准作为制定医院感染防控措施的依据。

3. 新冠肺炎疫情防控地方标准

为及时、科学、规范地指导相关单位有效开展疫情防控工作,全国各地卫生健康系统结合本地实际,将标准研制作为加强疫情防控的重要手段。截至2021年8月31日,共有21个省(自治区、直辖市)发布182项新冠肺炎相关地方标准,发布数量居于前十位的省(自治区、直辖市)依次为江苏(48项)、重庆(24项)、浙江(24项)、湖北(19项)、北京(11项)、四川(11项)、山西(7项)、贵州(7项)、内蒙古(6项)、山东(5项)(图22)。

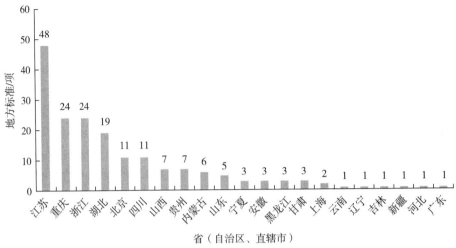

图 22　不同省（自治区、直辖市）新冠肺炎疫情防控相关地方标准发布情况

以北京市地方标准为例。

北京市地方标准《物体表面新型冠状病毒样本采集技术规范》（DB11/T 1748—2020）对物体表面新型冠状病毒样本采集的基本要求、采样前准备、现场采样、样本保存及运输和质量控制提出了相应规定和要求。标准实施后对疫情期间环境样本精准采集，常态化疫情防控工作中重点单位或场所的外环境监测，以及疫苗污染、进口物品污染、质粒污染等样本采集工作起到了指导作用。

北京市地方标准《新型冠状病毒肺炎现场流行病学调查工作指南》（DB11/T 1747—2020）规定了新型冠状病毒肺炎现场流行病学调查工作的调查目的与原则、调查机构与队伍、调查对象与方法、调查流程与内容和质量控制。该标准指导市、区疾控中心流调队开展新冠肺炎个案和聚集性疫情现场流行病学调查工作。2020 年 10 月以来，北京市朝阳区、顺义区、大兴区等地出现疫情，流调队员根据标准规定对确诊病例、聚集性疫情及重点密接对象进行了流行病学调查。截至 2021 年 3 月，全市累计完成初步流行病学调查报告 189 份，进展报告 690 份，聚集性报告 18 份，为疫情溯源、传播途径确定、密接追踪等提供了科学依据，有效地控制了疫情的传播速度和范围，充分体现了本标准在疫情防控工作中的必要性和重要性。

北京市《呼吸道传染病疫情防控消毒技术规范》（DB11/T 1749.1~7—2020）系列地方标准，分为通用要求、集中隔离医学观察场所、中小学校、公共场所、重大会议场所、救护车辆、农贸市场 7 个标准，为阻断传染病传播、控制疫情发展、防止交叉感染提供保障。北京市集中医学观察场所统一按照标准要求规范了消毒工作,提高了管理及工作效率;结合学校人员相对密集等特点,标准规范了学校消毒方法、流程,提高了消毒人员的消毒意识,确保了学生卫生安全,有效控制传染病发生;标准对公共场所日常消毒管理、环境清洁措施等规定了具体要求,提高了消毒工作的规范性,对预防和控制呼吸道传染病疫情的传播和蔓延具有重要意义;2021年3月初,各机构依据标准中的重大会议场所部分内容开展会务消毒,为全国两会顺利召开提供有力技术支撑;在新冠肺炎疫情防控常态化阶段,北京急救中心在救护车消毒方面按照标准要求完善了随时消毒的工作流程,开展了终末消毒工作,消毒程序更为明确,车内物品消毒方式更加清晰,最大程度保障了救护车转运人员安全;顺义、大兴等地区散发疫情处置中,急救中心承担各类确诊及密接等相关人员转运工作,完成救护车洗消共计1 300余辆,救护车消毒工作顺畅,安全性提高;为有效落实市场管理部门对农贸市场疫情控制的要求,在全市范围推广实施消毒标准,为规范农贸市场消毒工作提供了技术层面上的保障,最大限度避免了在农贸市场因消毒不当引起的安全问题。

4. 新冠肺炎疫情防控团体标准

为及时将疫情防控工作中已达成广泛专家共识和已有效实施的防控技术方法转化为标准,用标准指导各地高效开展常态化疫情防控工作,截至2021年8月31日,共有35个社会团体在全国团体标准信息平台上公布了67项新冠肺炎相关团体标准。例如,中华预防医学会发布的《新型冠状病毒疫苗预防接种凭证基本技术要求》(T/CPMA 024—2020)和《新型冠状病毒样本保藏要求》(T/CPMA 019—2020)。北京预防医学会发布了《新型冠状病毒肺炎防控疾控人员个人防护规范》(T/BPMA 0002—2020)《新型冠状病毒肺炎样本意外溢洒事故处理规范》(T/BPMA 0005—2020)《新型冠状病毒肺炎疫情期间集中空调通风系统风险调查实施技术规范》(T/BPMA 0006—2020)《新型冠状病毒肺炎病例密切接触者医学观察管理指南》(T/BPMA 0007.1~4—2020)系列等共11项团体标准。

《新型冠状病毒样本保藏要求》(T/CPMA 019—2020)在保藏总体基本要求基础上,分别从保藏信息与保藏条件基本要求入手,对应数据库与实物库两大部分,描述新冠样本保藏必要信息、条件与要求,为相关机构与从业人员提供技术支撑。抗击疫情期间,我国疾控、医疗、科研、出入境检验检疫等机构为应对新冠肺炎疫情,开展大量核酸检测与研究工作,收集了大量的新冠样本,包含鼻咽拭子、呼吸道抽取物、痰液、肺泡灌洗液、血液、粪便及尿液等多种类型样本。新冠样本作为新型冠状病毒的原始来源,是开展临床救治、科学研究、药物筛选以及疫苗研发等工作的重要基础性材料,属于国家重要战略性资源,应以"高度重视、科学严谨"的态度与原则对其加以保藏。编制新冠样本保藏要求,指导相关机构从事新冠样本的筛选与保存,是依据国家有关要求,开展新冠样本保存工作以及相关监管部门评价该机构保藏/保存新冠样本能力的重要指南,是贯彻落实生物安全法及总体国家安全观的重要体现[30]。

《新型冠状病毒肺炎疫情期间集中空调通风系统风险调查实施技术规范》(T/BPMA 0006—2020)针对呼吸道传染病暴发流行期间集中空调风险防控特殊性,从传染病预防控制角度,以现行法律法规为基础,以"科学性、实用性、统一性、规范性"为原则,梳理归纳了集中隔离医学观察点和一般楼宇集中空调通风系统新风口位置、空调方式、空调回风方式、空调风系统、气流组织、新风量、排风和空调部件8项风险调查要点,并对调查实施内容、流程、方法、资料分析和结论建议等提出明确定义和统一要求。对规范和指导疾病控制和卫生监督等机构开展隔离点和一般楼宇集中空调通风系统的风险防控工作起到了积极作用,为确保隔离点科学、稳定投入使用,保障楼宇安全有序恢复生产经营,提供切实可行的技术手段,有利于全面、系统掌握相关建筑风险关键控制点和风险水平,有效根据疫情发展和防控要求动态追踪已知风险、潜在风险的变化趋势,保障城市的平稳运行[31]。

二、维护生命全周期健康管理

2016年8月,习近平总书记在全国卫生与健康大会上提出,要努力为人民群众提供全方位、全生命周期的卫生与健康服务。目前,我国卫生健康标准不仅包括适用于所有人群的通用标准,还包括针对特殊人群的妇幼健康、学校卫生、职业健康和老年健康等领域的标准,为维护生命全周期健康提供了技术保障。

(一)儿童发育行为评估量表有助于生长发育异常儿童的早期发现

《0岁~6岁儿童发育行为评估量表》(WS/T 580—2017)卫生行业标准评估内容主要包括大运动、精细动作、适应能力、语言和社会行为。本标准发布前,我国评估儿童发育行为主要采用国外量表,但应用于国内时,很难排除地域、风俗习惯、社会经济文化背景等差异的影响,无法真实地反映我国儿童的生长发育特点。本标准作为我国第一套本土化的儿童行为发育诊断量表,基于我国儿童生长发育所处文化特点制定,为规范我国儿童发育行为评估方法和工具提供了技术支持,有助于生长发育异常的儿童(神经心理发育迟缓、智力残疾、孤独症等)的早发现、早诊断、早治疗,在儿童健康和促进儿童早期发展工作中有巨大的应用价值,受到全国各地儿科、儿童保健及儿童教育和心理等工作者的好评。目前,已培训 5 家机构进行该标准的培训和宣贯工作,成功举办 10 余期线下培训班和 3 期线上培训班,累计培训测评师 1 000 余名,遍布全国 20 多个省(自治区、直辖市)。

(二)儿童健康管理技术规范助力国家基本公共卫生服务项目开展

《0~6 岁儿童健康管理技术规范》(WS/T 479—2015)通过对儿童保健适宜技术的集成创新,聚焦新时期我国儿童面临的新问题和现代医学模式,基于科学、适宜、有效的基本原则,对 0~6 岁儿童的生长发育,常见疾病的早期筛查识别、早期诊断、早期治疗干预以及对父母和监护人开展针对性的健康教育和指导等内容进行了细化和明确,为国家卫生健康委制定《国家基本公共卫生服务规范(第三版)》提供了技术支撑。标准发布后,在全国范围内进行了推广和实施,目前已覆盖全国所有共计 693 985 家城乡基层医疗卫生机构,各地卫生健康行政部门和儿童保健技术指导机构依据该标准对"0~6 岁儿童健康管理服务"工作开展绩效考核。同时,该标准促进了"0~6 岁儿童健康管理"项目经费的有效执行,"基本公卫项目"经费逐年增加,2020 年达人均 74 元,总经费 1 036 亿元,其中有 70 多亿惠及全国近 1 亿名 0~6 岁儿童。该标准的普及推广和有效实施促进了我国 0~6 岁儿童健康管理率稳步增高,依据《中国卫生健康统计年鉴(2020)》,我国 0~6 岁儿童健康管理率从 2010 年的 83.4% 提高至 2019 年的 93.6%;婴儿死亡率和 5 岁以下儿童死亡率分别从 2010 年的 13.1‰ 和 16.4‰下降到 2019 年的 5.6‰和 7.8‰。

(三)学校卫生标准保障儿童青少年身体健康

学校卫生标准是对儿童青少年的学习生活环境、教育过程、心理、行为和疾病预防控制等各种因素做出的技术规定,是贯彻各项学校卫生法律法规的重要技术依据。学校卫生标准不仅强调执法监督工作中技术法规的制约作用,更强调对儿童青少年生存、生活、学习的各种环境条件和各种学习用品卫生质量的导向和评价作用,是改善环境、减少疾病、提高儿童青少年健康水平的重要保障[13]。

《学校卫生综合评价》(GB/T 18205—2012)助力保障学生身体健康。该标准围绕学校卫生管理、学校卫生监督、疾病预防控制等方面做出了相应的规定。这一标准的发布实施使我国学校卫生监督监测工作更加科学、规范,为学校卫生监督监测工作模式转变奠定了理论基础,为学校卫生工作者开展学校卫生监督监测、科学研究、教学培训等提供了依据。一项对 115 家卫生监督机构、115 家疾控机构和 1 216 家学校的调研发现,疾控中心对该标准的知晓率为 94.8%,培训率 63.5%;卫生监督机构对该标准的知晓率为 99.1%,培训率 87%;学校对该标准的知晓率为 94.8%,培训率 84.9%。有 936 家学校(77.0%)对照该标准了解到学校自身卫生管理工作中存在的问题,对学校卫生管理工作起到了积极作用;844 家学校(69.4%)在使用该标准后,提升了学校卫生管理工作的专业水平;808 家学校(66.4%)表示通过该标准能全面地了解学校卫生管理工作的相关内容,为提升我国学校卫生管理质量起到了积极的推动作用[32]。

《学生餐营养指南》(WS/T 554—2017)引导学校食堂/供餐企业合理供餐。该标准明确了学生餐一日三餐的能量及营养素供给量、食物种类及数量和配餐原则,为引导学校食堂/供餐企业合理供餐提供了技术指导[33]。学校食堂和供餐单位通过执行该标准,保证了学生餐能够满足学生生长发育的营养需求,提高学生餐的膳食质量水平,改善学生的营养状况。并通过加强对教职员工和学生及其家长的营养与健康宣教,得到了社会方方面面的支持,为促进学生健康成长发挥了积极的促进作用[34]。根据教育部公布的数据,截至 2018 年,我国实施的学生营养改善计划至少为 3 700 万学龄儿童提供了营养餐。根据中国疾病预防控制中心的跟踪监测,2017 年营养改善计划试点地区男、女学生各年龄段的平均身高分别比 2012 年增高 1.9 厘米和 2.0 厘米,平均体重增加 1.3 千克和 1.4 千克,高于全国农村学生的平均增长速度。学生营养不良率从 2013 年的 19.0% 下降到 16.0%,贫血率从 2012 年的 17.0% 降低到 7.6%[35]。

(四)职业健康标准助力保护劳动者健康

职业健康标准以保护劳动者健康为目的,是实施职业健康法律、法规的技术规范,不仅是卫生监督和管理的法定依据,也是促进劳动者职业健康、实施健康中国战略的重要抓手之一。截至 2021 年 8 月 31 日,职业健康标准包括工程防护类、监测与评估类标准 489 项,职业病诊断标准 115 项,放射卫生相关职业健康标准 84 项。

《工业企业设计卫生标准》(GBZ 1—2002)是我国最重要的职业卫生标准之一,该标准是指导建设项目职业病危害预评价、控制效果评价的重要技术文件,也是职业卫生监督管理的重要依据,对于规范职业病危害评价,加强职业病危害源头控制,落实职业卫生"三同时"制度发挥着重要作用[36]。

职业接触限值是职业性有害因素的基础限制量值。强制性国家职业卫生标准《工作场所有害因素职业接触限值》(GBZ 2—2019)分为两个部分,第 1 部分为化学有害因素;第 2 部分为物理因素。工作场所化学有害因素职业接触限值是用人单位评价工作场所卫生状况、劳动者接触化学有害因素程度以及防护措施控制效果的重要技术依据,是实施职业健康风险评估、风险管理和风险交流的重要工具,也是职业卫生监督管理部门实施职业卫生监督检查、职业卫生技术服务机构开展职业健康风险评估以及职业病危害评价的重要技术依据。《工作场所有害因素职业接触限值 第1部分:化学有害因素》(GBZ 2.1—2019)囊括了358项工作场所化学有害因素、49项工作场所空气中粉尘、3项工作场所空气中生物因素的职业接触限值,对指导用人单位采取预防控制措施、避免劳动者在职业活动中因过度接触化学有害因素而导致不良健康效应具有重要作用。《工作场所有害因素职业接触限值 第2部分:物理因素》(GBZ 2.2—2019)规定了工作场所超高频辐射、高频电磁场、工频电场、激光辐射、微波辐射、紫外辐射、高温作业、噪声、手传振动的职业接触限值,这些物理因素职业接触限值,是监督和监测工作场所及工作人员物理因素职业危害状况、生产装置泄漏情况,评价工作场所卫生状况的重要依据,有利于保护劳动者免受物理性职业性有害因素的危害,预防职业病发生。

职业病诊断标准是进行职业病诊断的法定依据,亦是开展职业健康监护与职业卫生监督工作、治疗职业病、进行职业病工伤残评和处理职业病诊断纠纷等的重要依据[37]。1963年我国卫生部、劳动部和全国总工会颁布了第一个职业病诊断标准——《矽肺、石棉肺的X线诊断》,开启了我国职业病诊断标准的先河。20世纪80年代以来,职业病诊断标准逐步与职业病分类目录相适应,2002年、2013年《职业病分类目录》分别进行了修订,相应的职业病诊断标准也进行了调整和修订。目前,《职业病分类目录》中规定的职业病全部有对应的诊断标准[38]。职业健康标准在保护劳动者健康方面发挥了重要作用,职业病发病人数呈逐年下降趋势。据统计,2020年全国共报告各类职业病新病例17 064例,比2011年(29 879例)下降42.9%[23]。

(五)老年健康标准为应对人口老龄化提供技术支撑

2020年《中国健康老年人标准》研制工作启动,标准研制基于WHO提出的健康观念以及全球健康老龄化、积极老龄化和成功老龄化的理念,借鉴国内外已发布的健康老年人标准,综合老年人躯体健康、心理健康和社会参与等层面的评价维度,科学构建中国健康老年人标准指标体系。该标准指标体系强调重要脏器的增龄性改变而非病理性病变,功能性改变而非器质性改变,突出功能发挥、认知变化及老年人主观感受在老年健康中的重要性,宣传积极预防疾病和主动健康的老龄观,鼓励老年人积极参与社会活动,积极融入家庭和社会,让他们意识到在老年阶段其身体功能、认知精神及社会参与的潜力,即使处于高龄或患有疾病,只要身体状态良好且能维持基本日常生活能力也可视为健康老年人。《中国健康老年人标准》的制定和出台,将为我国老年健康行业标准奠定重要基础,为国家制定相关老龄政策、指导临床实践和科研应用、卫生部门以及医养机构的健康服务、老年人自我健康评价等方面提供参考和依据。

三、引领医疗卫生服务高质量发展

医疗机构管理标准、医疗服务标准、医院感染控制标准、护理标准、临床检验标准等的发布实施，对加强医疗机构管理、规范医疗行为、提高医疗质量、防控医院感染、改进护理服务质量、保障血液安全、统一临床检验结果等方面起到了积极的促进作用。

（一）医疗机构管理标准助力医院管理水平提高

截至 2021 年 8 月 31 日，医疗机构管理标准共有 20 项。包括医疗机构标志标准，医疗机构水、电、气、热系统运行管理标准，医疗机构重大医疗设施设备安全管理标准等。

医疗机构为人员密集场所，且多为各类病患及其陪护人员，一旦发生火灾，人员疏散逃生困难，容易造成较严重的生命与财产损失。为规范医疗机构的消防安全管理，预防和减少火灾事故，提高医疗机构消防安全水平，2019 年修订发布了强制性标准《医疗机构消防安全管理》（WS 308—2019）。标准规定了医疗机构消防安全基本要求和内部特定场所的消防安全要求。消防安全基本要求详细规定了医疗机构的消防安全管理原则、消防安全责任、消防组织、消防安全制度、消防安全重点部位、日常巡查和检查、灭火和应急疏散预案、消防安全教育培训等要求。医院内特定场所的消防安全附加要求，通过结合医院的特点，明确了不同科室、部位的消防安全措施。

《中国医院质量安全管理　第 2-9 部分：患者服务　手术服务》（T/CHAS 10-2-9—2018）主要以手术诊疗流程为主线，针对性地进行标准规范，分为术前、术中、术后 3 个环节 28 个要素；其中术前包括手术评估、手术安排、术前准备 3 个节点，设置了适应证评估、等级评估、风险评估、术前讨论、知情同意等 11 个要素内容。解放军总医院通过实施标准对各项内容进行精准管控，因医院管理因素引起的非计划取消手术显著改进，非计划取消手术发生率从 2017 年的 1.37% 降到 2019 年的 0.39%。其中，上一台手术时间长因素的发生率由 0.66% 降到 0.32%，患者有影响手术的其他疾病先出院治疗因素的发生率由 0.30% 降到 0.03%，术前准备不齐全因素的发生率由 0.30% 降至 0.06%；因患者信息错误、手术信息错误、手术信息重复因素造成的非计划取消手术降到 0 例。减少了非计划取消手术的发生，促进了医疗资源的有效利用，提高了医院的管理水平[39]。

《救护车》(WS/T 292—2008)卫生行业标准,明确了救护车车辆类型分类,符合国情的车辆性能指标,符合紧急医疗救援活动需求的车辆电气指标、车辆标识、车载设备配置标准以及车厢或医疗舱的空间大小指标及设计规范,该标准的实施,填补了新中国成立以来院前急救行业内行业标准的空白。对行业内关于救护车的研发设计、采购和使用,均起到了规范、强制和监管作用,解决了使用者采购时无标准可循、主管部门评测困难等现状。同时,对于本行业内其他标准的出台具有很好的参考价值和指导意义[40]。上海地方标准《监护型救护车配置规范》(DB 31/T1108—2018)规定了监护型救护车的基本要求、改装要求、外观标识要求、医疗舱内部功能布局要求、通讯及信息化系统配置要求和急救药械配置要求。目前,上海市拥有各种救护车辆 900 余辆,近 5年新增的监护型救护车均按此标准进行配置,已达 750 辆。急救平均反应时间 11.06min,同比明显缩短。与 2015 年相比,心搏骤停复苏成功例数增加了103%。监护型救护车配备的通讯及信息化设备,有力地推动了院外院内急救体系的有机融合、高效运行,目前已与胸痛中心、卒中中心建立了信息传输通路,急救资源配置得以优化,危重急症患者的救治效果得以提高。统一药械配置,确保了院外急救的技术能力与院内实现同质化[41]。

(二)放射诊疗设备质量类标准保障医疗机构放射诊疗安全和质量

截至 2021 年 8 月 31 日,现行有效的放射诊疗设备质量控制检测规范类标准共 15 项,涵盖了 X 射线屏片摄影、荧光透视、计算机 X 射线摄影(computed radiography,CR)、数字 X 射线摄影(digital radiography,DR)和单光子发射计算机断层成像(single photon emission computed tomography,SPECT)设备等大多数临床实际应用的放射诊疗设备。这类标准规定了相应的放射诊疗设备质量控制检测的要求、检测项目、检测方法、检测周期、检测结果判定等内容。这类标准的实施,对规范医疗机构放射性同位素和射线装置的使用、提高医疗机构放射诊疗辐射防护水平、推动相关产业健康有序发展发挥了积极作用;对保障放射诊疗工作人员、患者、受检者和公众的安全和健康具有重要作用,为卫生健康行政部门进行放射诊疗许可和开展医用辐射防护监管提供了重要依据。

如 CT 和 SPECT 是放射诊疗中应用最多最普及的设备,开展相关质量控制工作是落实《中华人民共和国职业病防治法》《放射性同位素与射线装置安全和防护条例》《放射诊疗管理规定》等法律法规的要求,同时有助于保障 CT和 SPECT 应用中的质量与安全。发布实施后的《X 射线计算机断层摄影装置质量保证检测规范》(GB 17589—2011)《伽马照相机、单光子发射断层成像设备(SPECT)质量控制检测规范》(WS 523—2019)对规范 X 射线计算机体层摄影装置、伽马照相机和单光子发射断层成像设备质量控制检测,保障相关放射诊疗工作的质量与安全,促进社会经济的持续健康发展,保障人民群众的健康和安全具有重要意义。

(三)医院感染控制标准助力防控医院感染

截至 2021 年 8 月 31 日,现行有效的医院感染控制标准共 23 项,对指导医疗机构医院感染管理,规范医务人员行为和工作流程等方面发挥了重要作用。

一是,促进院感建设与发展。医院感染控制标准细化了《医院感染管理办法》中重点部门和重点环节的医院感染预防与控制措施,为我国卫生行政部门规范各级医疗机构医院感染防控规定提供了有力的补充和完善。主要体现在:①提升医疗机构工作质量。如执行《医院消毒供应中心》(WS 310.1~3—2016)三项系列标准后,某三级甲等医院的动力工具处理后的不合格率由 4.73% 下降至 0.24%;临床反馈问题率由 0.08% 降低到 0.03% 等,工作质量明显提高;贯彻《医务人员手卫生规范》(WS/T 313—2019)前后的调查显示,医务人员洗手依从性由 73.68% 提高到 94.74%,有的医院手卫生效果监测合格率由 65.96% 提高到 93.02%,有的医院医务人员手卫生质量合格率由 85.83% 上升到 94.17%。②促进医院感染相关专业的发展。山东某高校依据《医院消毒供应中心》(WS310.1~3—2016)三项标准,编写消毒供应专业教材,设立消毒供应专业课程。医院感染控制标准在提升医院感染学科建设与发展方面,发挥着重要作用。

二是,提升质控体系建设。医院感染标准为保护人体健康、保证医疗安全发挥了重要作用,为我国卫生监督提供执法依据。如《医院感染监测规范》(WS/T 312—2009)、《医务人员手卫生规范》(WS/T 313—2019)、《医院消毒供应中心第 1 部分:管理规范》(WS 310.1—2016)三项标准直接被《三级医用评审标准(2020 年版)》引用,为评审评价相关条款提供规定出处。国家和各省(自治区、直辖市)按照《医院消毒供应中心》(WS 310.1-3—2016)三项标准要求评审医疗机构,符合条件才能建立国家级消毒供应实践基地和省级消毒供应专科培训基地。

三是,《医务人员手卫生规范》(WS/T 313—2019)对防控医院感染起到重要作用。该标准主要包括医务人员手卫生管理与基本要求、手卫生设施、洗手与卫生手消毒、外科手消毒和手卫生监测等内容。该标准吸纳 WHO、欧盟、美国 CDC 和澳大利亚等制定颁布的"医疗机构手卫生指南"精华,遵循循证医学的原则研制而成,是我国颁布的有关医疗机构医务人员手卫生工作的第一部标准,对促进我国医疗机构手卫生设施的改进,增强医务人员手卫生意识,规范医务人员的手卫生方法,提高医务人员手卫生的依从性产生深远影响,为防控医院感染,保障患者和医务人员自身的安全起到重要作用。主要意义和价值体现在以下几个方面:①能使医疗机构更好地执行国家现有的法规。该规范为医疗机构执行和落实《中华人民共和国传染病防治法》《医院感染管理办法》等法规提供了具体的方法和措施。②提高"标准预防"的执行力。"标准预防"是国际防控医院感染的基本理念,包括的措施能有效地防控患者和医务人员发生医院感染,其中排在首位的措施即为手卫生。③为"额外预防"的重要组成部分。在医院感染防控工作中,除"标准预防"外,还应根据疾病传播途径的不同,采取"额外预防"措施,如防控甲型 H1N1 流感工作中,除采取"呼吸道预防措施"外,对医务人员,特别强调在诊疗工作和穿脱防护用品时注意洗手和 / 或手消毒。④对医务人员的安全防护具有重要作用。医务人员在日常诊疗活动中注意手卫生,不仅可以预防患者发生医院感染,同时也可以预防病原菌在自身的定植和感染。⑤对控制医院感染、耐药菌的感染和流行以及防控医院感染暴发至关重要。加强手卫生可有效切断传播途径,降低医院感染的发生率,国内有学者研究发现,加强手卫生,可使外科 ICU 的呼吸机相关性肺炎的发病率从 27% 降到 17%。⑥具有较好的成本效益和成本效果。我国有学者研究发现,通过促进手卫生的成本仅为没有加强手卫生所导致的医院感染而增加的经济损失的 5% 左右,同时,通过加强手卫生,可减少医院感染的发生和暴发,不仅可减轻患者的痛苦,挽救患者的生命,甚至关系到医院的生存与发展、社会的安全和稳定,具有较高的社会效益[42]。在广西壮族自治区北海市开展的一项调查结果显示,通过贯彻手卫生规范和实施干预措施,医务人员手卫生质量有了明显的提高,医院手卫生设施得到改善,手卫生执行率明显提高,该医院医务人员手卫生依从性从 30.49% 提高到 51.18%,医务人员六步洗手法正确率从 38.18% 提高到 70.91%,医务人员手卫生质量检测合格率从 85.83% 提高到 94.17%[43]。

(四)护理标准推动护理服务质量改进和安全

护理分级标准提高护理服务针对性。《护理分级》(WS/T 431—2013)标准主要内容包括医院住院患者的护理分级的方法、依据和实施要求。该标准是在借鉴国际标准的基础上,结合我国实际,补充和制定确定患者自理能力的技术标准,是公立医院改革诸多举措在护理领域的实践,也是推进医院临床护理服务质量持续改进、促进优质护理服务持久、深入发展的重要保障。主要体现在以下方面:①依据标准对患者进行分类,能够切实地反映患者的临床护理要求,以便护士为患者提供更为个体化和人性化的护理,使护士切实履行好对患者的专业照顾、病情观察、治疗处置、心理支持、沟通和健康指导等护理职责,以爱心、耐心、细心、责任心为患者服务。②结合患者实际情况进行分类,可以测算患者所需的护理时间,以合理安排护理人力,科学配备护士比例,从而充分地调动临床一线护士的积极性,激励护士立足临床,提升服务能力,改善服务质量。③分级护理标准是确定医疗收费的重要依据,对临床护理以及管理工作起着规范性与指导性的作用,有利于护理管理工作的顺利进行。三方面相辅相成,相互关联,不仅关系到患者的切身利益,为患者提供全程、全面、主动、专业、人性化的护理服务,保证患者安全和医疗质量,促进患者尽快康复,从而实现自身的职业价值和社会价值;还关系到医院临床一线护士队伍的稳定和发展,是加强护理人力资源科学管理,充分调动护士工作积极性和创造性的必然要求[44]。

静脉治疗护理技术操作规范助力保障"针尖上"的安全。静脉治疗是临床应用最广泛、最频繁的有创性护理操作,与患者的安全密切相关。《静脉治疗护理技术操作规范》(WS/T 433—2013)内容包括基本要求、操作程序和静脉治疗相关并发症的处理等,规定了静脉治疗护理技术操作的具体要求,强调了本标准定位在静脉治疗的相关护理技术操作。该标准对建立全国统一的静脉治疗规范,指导护士实践行为,提高静脉治疗质量,减少护理安全隐患起到了积极的作用。高月英等开展的一项研究显示,标准实施后,一次穿刺成功率由原来的89.57%上升到94.36%,静脉炎的发生率减少了50.0%,出院患者平均住院日同期相比缩短了2.80,出院患者满意度由去年同期的97.70%上升到99.51%,提高了静脉治疗的质量,避免了患者二次穿刺的痛苦,减轻了护士的工作量,同时提高了患者的满意度[45]。在湖南省进行的一项调研结果显示,标准实施后钢针使用率从21.78%下降至14.20%,钢针、留置针选择正确率分别由59.79%、83.26%上升至78.72%、95.69%,留置针固定正确率由58.14%上升至79.11%。通过静脉治疗护理技术操作质量控制,可有效地降低钢针使用率,提高血管通路管理质量[46]。

(五)血液标准助力提升血液质量和安全

我国现行有效血液标准共12项(国家标准2项、卫生行业标准10项),有力地支持了血液管理法规的贯彻实施,围绕贯彻血液管理法规的技术需求,与法规有机结合,融入血液行业合规检查实践中,成为行业监督检查和业内评审、评价活动的主要依据,并作为执业验收标准加以应用。

血液标准使全血及成分血质量得到保证。《全血及成分血质量要求》(GB 18469—2012)规定了一般血站提供和临床输注用全血及成分血的质量要求,《全血及成分血质量监测指南》(WS/T 550—2017)规定了全血及成分血质量的监测方法、检查结果分析与利用原则,保证了全血和成分血的质量。《临床检验定量测定室内质量控制》(WS/T 641—2018)规定了对临床检验定量测定项目室内质量控制的目的、室内质量控制方法的设计、室内质量控制的实际操作、室内质量控制数据的管理、基于患者数据质量控制方法以及室内质量控制数据实验室间比对。该标准可使血液分析项目获得更适用的室内质控方案，通过各项目西格玛（σ）水平和质量目标指数（quality goal index，QGI）的计算易发现问题，有助于提高血液分析项目检测质量。一项研究结果显示，运用σ质控规则后，失控率从2017年11月至2018年11月的2.03%降低至2019年1~4月的0.50%；2019年1~4月，XN-1000全自动血液分析仪各水平质控中，白细胞计数、红细胞平均体积、血细胞比容、平均红细胞血红蛋白含量、平均红细胞血红蛋白浓度、红细胞计数、血红蛋白、血小板计数的σ水平均提升至5以上[47]。

《献血不良反应分类指南》（WS/T 551—2017）有助于提高献血不良反应的识别能力。该标准主要内容包括献血不良反应的分类、严重程度评估和相关性评估，适用于献血不良反应的监测与分析。该标准的实施对献血不良反应的监测和分析提供了参考依据，对提高工作人员识别献血不良反应的能力，发现献血过程中管理的薄弱环节，采取有效措施持续改进起到了重要作用，提升了献血服务的能力和水平，保障了献血者的安全。刘黎燕等[48]通过与标准实施前2年的数据对比分析发现，献血不良反应的类型符合程度高达99.1%；非重度献血不良反应占比为99.7%；献血相关性评估中肯定相关占38.7%，可能无关占60.6%[48]。

（六）临床检验标准助力检验结果可比性

我国现行临床检验标准101项，涵盖临床实验室管理、临床检验技术、检验项目临床应用等相关标准，为保证检验结果准确、促进监测结果互认发挥着重要作用。

参考区间行业标准为疾病诊断和健康评估提供参考。生化检验和血细胞分析是临床上最常见的检验项目，参考区间是分析生化检验指标和血常规报告的基础。2012年我国发布了成年人《临床常用生化检验项目参考区间》（WS/T 404.1~9—2012）系列标准和《血细胞分析参考区间》（WS/T 405—2012）标准。由于儿童生长发育的变化，其生化检验指标和血常规参考区间与成人有很大的区别，且随着年龄有不同的变化。2021年国家卫生健康委发布实施了《儿童临床常用生化检验项目参考区间》（WS/T 780—2021）和《儿童血细胞分析参考区间》（WS/T 779—2021）标准，填补了我国儿童生化检验项目和血细胞参考区间标准的空白。目前，参考区间类标准涵盖了我国成年人和28天~18岁儿童临床常用生化检验项目和血细胞分析参考区间，对我国临床的疾病诊断、疗效观察、预后判断及健康评估起着至关重要的作用。2017年，一项对全国 31 个省（自治区、直辖市）的调查结果显示，515 家开展血细胞分析检测的实验室中，418 家实验室（81.2%）全部使用了新发布的参考区间，25 家实验室（4.8%）部分使用，未使用参考区间的实验室有 72 家（14.0%）；已使用参考区间的实验室普遍反馈使用效果良好[49]。

（七）基层卫生健康标准促进基层医疗卫生机构标准化建设

基层卫生健康标准专业委员会成立于 2019 年，开展了基层医疗卫生机构标准研究。《基层医疗卫生机构标识设计规范》（T/CHAC 002—2021）完善了基层医疗卫生机构标识中标准字、标准色、辅助色、辅助图形及基本要素组合方式，并对各要素在基层医疗卫生机构环境、宣传、物品等方面的应用进行了示例。该标准既注重居民对基层卫生服务工作的实际感受，又考虑到实际应用中的可操作性，通过简洁明了、规范得体的标识标志符号极大地提高了基层医疗卫生机构的识别度，体现了基层医疗卫生机构以人为本的服务理念，彰显基层卫生服务的特色和优势，统一和规范基层医疗卫生机构的外部形象和内部设计，为居民创造满意的医疗和预防保健环境。

《基层医疗卫生机构功能单元视觉设计规范》（T/CHAC 003—2021）规范了基层医疗卫生机构各工作单元室内设计要求，包括机构入口、候诊区、诊室、中医区、预防保健区、B 超心电图室、药房、留观室、卫生间等工作单元的设计要点。在规范服务形象和服务环节的基础上，展示了基层卫生服务的丰富内涵，为基层医疗卫生机构的建设、管理和布局设计提供参考依据，为患者就医提供了有效的指引，促进分级诊疗。

四、助力新时期爱国卫生运动

国家卫生城市是衡量一个城市卫生综合实力和文明程度的重要标准，是新时期爱国卫生运动的重要载体，是评价和反映一个区域整体发展水平和文明程度的综合性标志。《国家卫生城市标准（2014 版）》中，一级评价指标涵盖爱国卫生组织管理、健康教育和健康促进、市容环境卫生、环境保护、重点场所卫生、食品和生活饮用水安全、公共卫生与医疗服务、病媒生物预防控制 8 个方面的内容，包括 40 项具体条款。其中，除爱国卫生组织管理之外的 7 项一级指标中均有采用卫生健康标准为其评价指标。根据其列出的相关法律法规和标准规范目录清单统计，共计 29 项标准被纳入其中并成为国家卫生城市量化考核的指标，包括职业健康标准、学校卫生标准、环境卫生标准、卫生有害生物防制标准。

一是，在卫生有害生物防制方面。《国家卫生城市标准（2014 版）》将《病媒生物密度控制水平 蚊虫》(GB/T 27771—2011)等 4 项密度控制水平国家标准作为国家卫生城市病媒生物密度的评价依据。

二是,在粪便无害化方面。《国家卫生城市标准(2014 版)》要求经无害化处理的粪便,符合现行国家《粪便无害化卫生要求》(GB 7959—2012)的要求。

三是,在生活饮用水方面。《国家卫生城市(2014 版)指导手册》第 142 条标准释义明确指出,"水质检验的项目、频次按国家规定标准执行,并保障供给的生活饮用水符合《生活饮用水卫生标准》(GB 5749)。"

2014 年,国务院印发《关于进一步加强新时期爱国卫生工作的意见》,提出努力创造促进健康的良好环境,包括:深入开展城乡环境卫生整洁行动,切实保障饮用水安全,加快农村改厕步伐,科学预防控制病媒生物。环境健康标准、生活饮用水卫生标准、农村户厕卫生规范、病媒生物控制标准等大量标准在创造健康的良好环境方面发挥了重要作用。

截至 2019 年 6 月,全国爱国卫生运动委员会累计命名国家卫生城市(区) 342 个,覆盖全国 31 个省(自治区、直辖市),创建覆盖率为 43.38%[50]。通过国家卫生城市(区)创建工作,政府将相关法律、法规、标准融入日常工作。通过改善基础设施、提高监督检查和考核力度等手段,构建了政府长效管理机制,提高了居民健康素养,降低了传染病发病率,改善了健康状况,提升了人民健康水平。相关卫生健康标准成为国家卫生城市创建的重要技术支撑。

五、解决影响健康的社会民生关切

(一)视力保护标准助力呵护孩子眼睛

近年来,我国儿童青少年近视率不断攀升,近视低龄化日益严重,近视问题已成为困扰家庭、学校、社会的重大公共卫生问题。国家卫生健康委制定了多项视力保护相关标准,对教学环境、教具用具、教育过程、视力检查和管理,以及健康教育等各方面做出要求和规范。

一是,在学习用品方面。2021 年 2 月,强制性国家标准《儿童青少年学习用品近视防控卫生要求》(GB 40070—2021)正式发布。该标准规定了与近视防控相关的教科书、教辅材料、学习用杂志、课业簿册、考试试卷、学习用报纸、学龄前儿童学习读物,以及普通教室照明灯具、读写作业台灯和教学多媒体等儿童青少年学习用品的卫生要求,也适用于企业、中小学校、中等职业学校、幼儿园和校外培训机构等,在生产、制作、经营或提供的儿童青少年学习用品。

二是,在学校教学环境方面。《中小学校教室采光和照明卫生标准》(GB 7793—2010)规定了学校教室采光和照明要求。为保护学生视力,改善学教室照明状况,北京市政府于 2012 年投入专项资金 9 600 余万元开展北京市中小学校教室照明规范化改造工程,涉及 1 496 所学校的 32 753 间普通教室。按照《中小学校教室采光和照明卫生标准》(GB 7793—2010)等相关标准,监测结果表明,2013 年北京市中小学校教室课桌面照度合格率达到 88.4%,较 2009 年提高了 35.0%。黑板面照度合格率达到 76.4%,较 2009 年提高了58.6%。2012 年北京市开展的中小学校教室照明改造工程使学校课桌面和黑板面的平均照度与合格率均明显提高[51]。

三是,在学生视力检查和管理方面。发布实施了《标准对数视力表》(GB/T 11533—2011)、《学校卫生综合评价》(GB/T 18205—2012)、《中小学生屈光不正筛查规范》(WS/T 663—2020)等标准,规定了视力检查方法及学校光环境的评价内容和方法,中小学生屈光不正筛查的基本要求、筛查方法、转诊建议及筛查后的要求,对儿童青少年近视的早发现、早诊断、早治疗起到了重要作用。在新型冠状病毒肺炎疫情期间,国家卫生健康委、教育部均依据标准,组织开展2020 年新冠肺炎疫情对学生视力影响评估调查工作。《传染病疫情居家隔离期间儿童青少年近视防控指南》(WS/T 773—2020)给出了传染病疫情居家隔离期间儿童青少年近视防控卫生学要点、行为指导、眼镜佩戴与验光配镜卫生防护的指南,为改善传染病疫情居家隔离期间儿童青少年用眼环境、降低近视发生风险、控制近视发展提供了技术指导。

(二)生活饮用水卫生标准保障人们饮水安全及身体健康

饮用水安全是人类健康的基础。我国政府从成立初期就十分重视饮水安全,1955 年卫生部发布《自来水水质暂行标准(修正稿)》,1959 年由建设部和卫生部批准发布《生活饮用水卫生规程》,1976 年发布《生活饮用水卫生标准》(TJ 20—76),1985 年发布《生活饮用水卫生标准》(GB 5749—85),2006 年参考WHO、欧盟和美国等国际组织或国家的水质标准,结合我国实际情况修订发布了《生活饮用水卫生标准》(GB 5749—2006)。随着我国经济社会快速发展,水环境和饮用水卫生状况发生较大变化,出现了许多新的水质情况,如在净水处理工艺、污染物风险评估以及水质检测技术等方面都有了改进和新进展,国家卫生健康委于 2018 年再次启动修订,2022 年 3 月正式发布。生活饮用水卫生标准对规范供水单位的卫生管理制度,改进制水工艺,提高供水水质起到积极作用,推动了饮用水水质监测工作的开展和监测能力的提高,为我国人民的饮水安全及身体健康提供了有力的保障。

(三)室内空气质量标准助力营造健康安全的室内环境

人每天约 80% 以上的时间在室内生活和工作,室内空气质量的好坏直接影响着人们的身体健康。随着社会的发展、生活水平的提高,人们对生活质量和室内环境有了更高要求和关注度。《室内空气质量标准》(GB/T 18883—2002)既规定了化学、生物、放射性指标的标准值,也考虑到温度、湿度、空气流速、新风量这些物理性指标与舒适性和某些污染物的浓度有关,对物理性指标提出了相应规定。标准对控制我国室内环境健康危害因素,保障居民健康具有重要意义。

(四)公共场所卫生标准助力营造健康安全的公共空间

公共场所卫生与人们的身体健康密切相关,也是我国卫生监督管理的一项重要工作内容。1987 年国务院颁布了《公共场所卫生管理条例》,条例将公共场所划分为七大类 28 种,为了配合条例的实施,1988 年卫生部颁布了《公共场所卫生标准》。1996 年,根据上述法规、标准的执行情况,卫生部按照场所类型和管理要求颁布了旅店业、文化娱乐场所、公共浴室、游泳场所等 12 项公共场所卫生标准。随着公共场所种类增加,标准修订时将公共场所相关标准重新梳理整合,提出公共场所标准体系框架,包括公共场所卫生指标及限制要求、公共场所设计卫生规范、公共场所卫生管理规范、公共场所卫生学评价规范、公共场所卫生检验方法等五部分的系列国家标准。2019 年 4 月,《公共场所卫生指标及限值要求》(GB 37488—2019)等相关标准发布,该标准对于完善现有的公共场所卫生标准体系,加强公共场所的卫生管理和疾病防控等都发挥重要的作用。具体体现在以下几个方面:①完善了现有的公共场所卫生标准体系。与《公共场所设计卫生规范》(GB 37489.1~5—2019)、《公共场所卫生管理规范》(GB 37487—2019)、《公共场所卫生学评价规范》(GB/T 37678—2019)和《公共场所卫生检验方法》(GB/T 18204.1~6—2013)等标准共同构筑我国现有的公共场所卫生标准体系,涵盖公共场所卫生要求、卫生设计、卫生管理、卫生评价及检验方法等内容。②加强公共场所的卫生管理和疾病防控。新版标准规定了更严格的卫生指标限值,增加了公众关注的苯系物等卫生指标,进一步降低了公众暴露健康危害因素的风险。③提高了公共场所安全防护水平,提升了公众的健康防护意识。一些风险较高的场所,如游泳池水浊度和微生物指标卫生限值要求,推动游泳场所水处理技术和设备的进步,标准宣贯提升了公众对公共场所健康危害因素的认识和自我防护能力。

(五)消毒标准助力有效切断传染病传播途径

截至 2021 年 8 月 31 日,共有消毒标准 64 项。其中,消毒产品标准规范了消毒产品的相关卫生技术指标,为稳定产品质量、保证消毒效果,切实有效切断传染病传播途径提供有力的保障,同时为卫生监督执法提供标准依据。

例如,在各类消毒产品中,手消毒剂使用范围较广,包括医务人员、疾控人员等专业人员和社会公众等。《手消毒剂卫生要求》(GB 27950—2011),于 2011 年首次发布,2020 年重新修订。对规范手消毒剂生产企业的生产领域、流通领域的卫生要求进行了明确规定,确保手消毒剂的卫生质量符合要求;使各级医疗卫生机构和社会公众可依据标准选择有效的手消毒剂进行手消毒。新冠肺炎疫情期间,手卫生作为重要的个人防护措施之一,手消毒剂在医疗机构、公共场所、学校和家庭等场所被广泛使用,尤其在疫情初期,过度消毒和错误消毒的现象较为突出,2020 年 2 月,国家卫生健康委紧急组织专家起草并及时发布了《消毒剂使用指南》,该指南主要依据消毒标准,为科学消毒提供技术支持。

六、保障全民健康信息互联互通

为加强全民健康信息标准化体系建设,更好地发挥标准的规范、引领和支撑作用,推进互联网、大数据、人工智能、区块链、5G 等新兴技术与医疗健康行业的创新融合发展,国家卫生健康委根据《标准化法》等相关法律法规以及国务院办公厅《关于促进和规范健康医疗大数据应用发展的指导意见》《关于促进"互联网 + 医疗健康"发展的意见》等文件精神,在广泛听取专家意见和建议的基础上研究制定了《关于加强全民健康信息标准化体系建设的意见》。全民健康信息标准化体系建设是卫生健康行业科学发展的重要基础,对于深化医药卫生体制改革、推动实施健康中国战略具有重要意义。

截至 2021 年 8 月 31 日,国家卫生健康委共制定发布 230 项卫生健康信息标准,包括基础类、数据类、技术类、安全隐私类和管理类等 5 大类,初步形成了全民健康信息化标准体系,基本建立了全民健康信息化基础标准与规范,基本完善了医院信息化标准框架体系,有效地支撑和保障了全民健康信息化建设工作的开展,有力地推动了全民健康信息标准应用。

一是,卫生健康信息标准确保多个业务信息系统的互联互通。区域卫生健康信息标准体系是我国区域卫生健康信息化建设发展的重要支撑。依据区域卫生信息化建设领域的标准化应用需求,根据适用性原则,选择该领域中相关的信息标准,建立标准之间的关系,达到标准之间的高度关联和协调,使之密切衔接成为一个最佳有机整体并实际解决问题。卫生健康信息标准体系对于实现包括居民健康档案、医疗卫生服务、公共卫生、疾病预防控制、医疗保障、药品保障、卫生监督和综合管理等多个业务信息系统的互联互通,对于建设具有高度互操作性的区域卫生健康信息平台具有重要作用[52]。

二是,促进人口健康信息共享和业务协同。《健康档案共享文档规范》(WS/T 483.1—2016)系列标准规定了健康档案共享文档模板以及对文档头和文档体的一系列约束,适用于规范健康档案信息的采集、传输、存储、共享交换以及信息系统的开发应用。目前,已对5个省级平台、28个市(县)区域平台和30所医院平台开展的区域(医院)信息互联互通标准化成熟度测评试点示范工作,采用《健康档案共享文档规范》建设区域卫生信息平台,满足了各级各类医疗卫生机构信息传输与交换层面的规范、统一需求,实现了医疗卫生信息跨机构、跨区域交换与共享,有力地促进人口健康信息共享和业务协同,提升信息化水平。对各地规划、设计和建设基于电子健康档案的区域卫生信息平台具有重要的、直接的指导作用,是全国各级各类提供医疗卫生服务的医疗保健机构、从事人口健康信息化服务的IT厂商以及相关的行政管理部门开展与电子健康档案共享文档有关的信息系统建设的重要规范性依据。

三是,应用测评技术体系引导标准落地应用。卫生健康信息标准的应用落地是全民健康信息化建设的一项重要的基础性工作。卫生健康信息标准应用管理工作依托科技部"十二五"国家科技支撑计划《电子健康档案标准符合性测试规范与系统开发》课题研究成果,开发了一套具有自主知识产权的标准应用测评技术体系,包括标准符合性测试规范、测评方案,以及独立的测试系统实验室环境和统一的测评管理信息系统,确保了测评工作的规范开展。2012—2020年,分8个批次开展国家医疗健康信息互联互通标准化成熟度测评工作,从数据资源标准化、互联互通标准化、基础设施建设和互联互通应用效果等4个方面对区域和医院信息化建设水平进行综合评价。截至2020年12月,共898家三级医院申报医院信息互联互通标准化成熟度测评,指导通过355家;共309个市(县)申报区域卫生健康信息互联互通标准化成熟度测评,指导通过133个。通过测评工作的开展,一方面完善了标准质量,引导了标准的落地应用,另一方面推动了标准化应用示范和分级测评体系建设,指导并提升了区域和医院信息化、标准化建设水平。

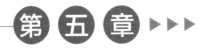

第五章 ▶▶▶

我国卫生健康标准化工作挑战、方向及展望

一、卫生健康标准化工作面临的挑战

世界百年未有之大变局和新冠肺炎疫情全球大流行交织,给卫生健康标准化工作带来新的机遇和挑战,我国经济社会高质量发展对卫生健康标准化工作提出了新的更高的要求。

(一)满足人民日益增长的卫生健康需求,需要进一步发挥卫生健康标准的引领保障作用

进入新发展阶段,群众对健康有了更高的需求,要求看得上病、看得好病,看病更舒心、服务更体贴,更希望不得病、少得病。卫生健康领域需要以满足人民日益增长的卫生健康需求为根本目的,统筹发展和安全,解决卫生健康领域发展不平衡不充分的问题,扩大优质健康资源供给,充分发挥标准的引领保障作用,以高标准推动卫生健康领域实现更高质量、更有效率、更加公平、更可持续、更为安全的发展,以严标准守住人民健康的底线和生命安全的红线。将标准作为贯彻新时代卫生与健康工作方针的重要手段,以基层为重点,加大基层医疗卫生机构标准化建设,以标准化提升基层医疗卫生服务同质化水平。坚持预防为主,在疾病前期因素干预、重点人群健康促进、重点疾病防治上加大相关技术标准研制力度。充分运用标准化手段,切实推动卫生健康事业发展从"以治病为中心"向"以人民健康为中心"转变。

(二)实施健康中国战略和积极应对人口老龄化国家战略,需要进一步完善卫生健康标准体系

《中华人民共和国国民经济和社会发展第十四个五年规划和2035年远景目标纲要》提出,全面推进健康中国建设,把保障人民健康放在优先发展的战略位置,深入实施健康中国行动,完善国民健康促进政策,织牢国家公共卫生防护网,为人民提供全方位全周期的健康服务。实施积极应对人口老龄化国

家战略,提高优生优育服务水平,发展普惠托育服务体系,健全基本养老服务体系,构建居家社区机构相协调、医养康养相结合的养老服务体系。落实上述要求,需要卫生健康标准全面发力,围绕"大卫生、大健康"理念,构建大标准。在普及健康生活、优化健康服务、完善健康保障、建设健康环境、发展健康产业方面构建广覆盖的卫生健康标准体系。充分利用标准化手段,全方位、全周期维护和保障人民健康,大幅提高健康水平,显著改善健康公平。以标准化实施健康中国行动,提供高质量卫生健康服务。以标准化促进形成有利于健康的生活方式、生态环境和经济社会发展模式。以标准化推动健康服务从规模扩张的粗放型发展转变到质量效益提升的绿色集约式发展。以标准化推动健康领域基本公共服务均等化,缩小城乡、地区、人群间基本健康服务和健康水平差异。

(三)实施标准化战略,需要进一步夯实卫生健康标准化发展基础

近期,中共中央、国务院印发的《国家标准化发展纲要》对夯实标准化发展基础提出了明确的要求。当前我国卫生健康标准化发展的基础还不牢固,需要多措并举,筑基垒台,积厚成势。一要,提升标准化技术支撑水平。加强标准化理论和应用研究,推动组建专业化标准研究机构,推进卫生健康标准试点示范基地建设。二要,加强标准化人才队伍建设。建立健全标准化人才激励机制,调动各方面参与卫生健康标准化工作的积极性、主动性、创造性,引导更多专业人才热爱标准、投身标准。三要,推动卫生健康标准与卫生健康科技创新互动发展。加大重点领域标准研究,以科技创新提升标准水平,健全机制,将更多卫生健康科技成果转化为标准。四要,营造标准化良好社会环境。利用多种方式宣传标准化作用,普及标准化理念、知识和方法,提升全行业标准化意识,推动卫生健康标准在全行业的贯彻实施。

(四)构建人类卫生健康共同体,需要进一步提高卫生健康标准国际化水平

开展标准化国际合作是中国标准化工作走出国门与世界接轨的重要形式,对于了解国际标准化的最新进展,建立国际标准化领域的广泛联系,影响国际标准的制定,能够起到积极的促进作用。同时,通过合作还可以将国内的好经验、好做法、好机制和创新成果纳入国际标准,提高我国的国际影响力和话语权。目前,我国卫生健康标准在标准国际化方面以翻译并参考国际、国外标准等"引进来"方式为主。下一步,需要加快"走出去"步伐,提升卫生健康标准对外开放水平,深化交流合作,积极参与国际标准化工作,主动开展国际标准制定,促进标准交流互鉴,在联通"一带一路"、中非合作等领域积极发挥

卫生健康标准的作用,助力人类卫生健康共同体建设。

二、新发展阶段,卫生健康标准化工作重点方向

进入新发展阶段,贯彻新发展理念,构建新发展格局,推动高质量发展,卫生健康标准化工作应紧紧围绕以人民健康为中心,落实新时代党的卫生与健康工作方针,树立"大卫生、大健康"理念,以推动卫生健康事业高质量发展为主题,以满足人民群众日益增长的卫生健康需求为目的,加快建设中国特色社会主义卫生健康标准体系,不断增加优质标准供给,大力促进标准实施,不断增强我国标准的国际话语权,以标准化助力实现卫生健康领域治理体系和治理能力现代化,为健康中国战略和积极应对人口老龄化国家战略贡献标准化力量。

"十四五"时期,卫生健康标准化工作应以满足国家重大规划、重要部署、重点工作需求为己任,为卫生健康法律法规实施、卫生健康重要任务落实提供技术支撑。

一是,坚持以标准化手段推进疾病预防控制体系建设,加强新发突发传染病防控。总结新冠肺炎疫情防控经验,将行之有效的经验做法及时制定为标准。加强传染病监测和预警体系标准化建设,提升对新发传染病早期监测预警、风险评估研判、流行病学调查、检验监测、应急处置的标准化水平。加大重点人群、重点场所、重点单位、重点环节疫情防控标准供给。健全应急标准体系,以标准化手段提高重大疫情应急响应能力、卫生应急救援能力、医疗物资储备保障能力。开展实验室标准化建设,完善实验室设备配置标准,提升实验室检验监测能力。健全微生物实验室安全标准体系,以严标准筑牢生物安全基础。制定现场快速检测方法标准,满足现场检验检测需求。继续做好传染病、地方病、寄生虫病等重大疾病的诊断、防控标准制定。推进基本公共卫生服务标准化,推进慢性病预防、筛查、综合干预标准化建设,健全精神卫生和心理健康服务标准,研制伤害预防标准。

二是,坚持以标准化手段推进医疗服务高质量发展,改善群众就医体验。提升医疗机构管理规范化、标准化、精细化水平。持续改进医疗质量管理体系和标准体系,以标准化促进不同地区、不同级别医疗机构医疗服务同质化。完善医疗质量标准,提升各级质控中心建设与管理标准化水平,以落实十八项医疗质量安全核心制度为目标,加快相关标准研制。制定日间服务标准、多学科联合诊疗标准,推进医疗服务模式创新。统一临床检验标准,推动检验结果互认。以标准化手段提高护理服务水平。强化医院感染控制、血液安全标准化建设,保障医疗安全。推广院前医疗急救标准化模式,提升院前医疗急救服务

能力。开展药学标准研究,优化和规范临床用药。建立医学检验中心、病理诊断中心、医学影像中心等独立设置医疗机构的建设标准。加强胸痛、卒中、创伤、危重孕产妇、新生儿和儿童等重大急性病救治中心标准化建设,为患者提供标准化规范化的紧急救治。完善"互联网＋医疗健康"标准体系,加强医院信息标准制定,积极推动"智慧医院"标准化建设。推动各级医疗机构内部标识标准化、布局设置标准化、设备配备标准化、服务流程标准化,提升患者的满意度。

三是,坚持以标准化手段推进优质医疗资源扩容和均衡布局,促进分级诊疗工作的开展。围绕国家医学中心及国家区域医疗中心设置,开展相关建设标准研制。针对不同专业类别,完善重大疾病诊疗服务标准体系。完善区域医疗中心建设标准,以标准化手段推动区域医疗中心建设试点医院与输出医院同质化发展。以标准化实现区域间优质医疗资源配置均衡化,提升资源短缺地区的医疗服务能力。开展临床专科能力建设标准化研究,提高专科临床服务能力和质量安全水平,以标准化促进临床专科均衡、持续发展。在医联体内部广泛开展标准化行动,实现医联体内标准统一、管理统一、质量统一、服务统一、体验统一。以提供一体化、连续性医疗卫生服务为目标,实施疾病预防、诊断、治疗、营养、康复、护理、健康管理流程的标准化改造,完善相关配套标准。加强基层医疗机构标准化建设,提高基层医疗服务能力水平。以标准化推进县域医共体资源共享,促进服务规范化、同质化。研究常见病、慢性病分诊标准。用标准化手段实现医联体内人、财、物统一调配。探索推进家庭医生签约服务标准化。

四是,坚持以标准化手段推进医防协同,实现防和治实质融合。在各级各类医疗机构严格落实传染病报告、预防、操作、安全防护标准,严格执行消毒、隔离、废物处置等医院感染控制标准。加强医疗机构发热门诊、急诊病房的标准化建设。完善综合医院传染病防治设施建设标准,提升应急医疗救治储备能力。健全医疗机构检验检测仪器设备配置标准,提高快速检测诊治水平。在医疗机构开展慢性病防治、职业病诊治方面相关标准的实施与推广。围绕疾控机构与医疗机构在慢性病综合干预方面的业务融合,开展系列标准研究,重点包括高血压、糖尿病、高血脂等健康管理标准,癌症、心脑血管疾病早期筛查标准等。

五是,坚持以标准化手段推进健康中国行动,全方位全周期保障人民群众身体健康。提升健康促进标准化水平,加强健康教育机构标准化建设,开发健康教育课程标准,建立健康素养监测工作和方法标准。完善营养标准体系建设,指导合理膳食。加强各类健身场所标准化建设。修订生活饮用水卫生标准、室内空气质量标准等重要标准。加快环境与健康监测、环境健康风险评估方法和技术标准研制,构建以环境健康风险评估、风险管理为特点的环境健康标准体系。制定卫生有害生物防制技术标准、各类场所环境消毒标准。以提高出生人口质量为着力点,改善优生优育全程服务,加强孕前、孕产期健康服务,探索研制婚前和孕前健康相关标准、孕产期健康相关标准。实施积极的生育支持措施,健全婴幼儿照护服务标准体系,完善托育服务准入、评估、监管标准的制定,强化标准实施推广。以保障未成年人健康为出发点,制定儿童和学生健康相关标准,重点开展儿童青少年近视防控、肥胖干预、学生营养等标准的制定。完善职业健康标准体系,研究制定新纳入《职业病分类和目录》相关疾病的诊断标准,建立重点行业职业危害预防控制标准。加快职业卫生限值类及检测方法标准制(修)订。开展职业性放射性疾病防治、电离辐射对健康危害的预防控制等相关标准化工作。以标准化为手段提高健康养老服务供给水平,完善老年照护、安宁疗护等老年健康服务标准,健全老年社会支持标准和医养结合标准,夯实老年健康基础标准。

六是,坚持以标准化手段推进全民健康信息化建设,促进卫生健康信息互联互通。以标准化推进互联网、大数据、人工智能、区块链、5G 等新兴技术与卫生健康行业创新融合发展。加快全民健康信息平台标准化建设,实现区域内数据整合共享。强化全国医院信息平台标准化建设,提升医院信息化水平。推进基层医疗卫生机构信息标准化建设,满足基层服务需求。完善公共卫生信息标准化建设,促进数据协同共享。优化政务服务一体化平台标准化建设,实现信息多跑路。加强全员人口信息数据库、电子健康档案数据库、电子病历数据库、基础资源数据库标准化建设。推动健康医疗大数据应用、医疗人工智能应用、医疗健康 5G 技术应用、医疗健康区块链技术应用的标准化建设。完善行业网络安全标准体系,强化数据安全标准研制,推进行业应用安全标准研制。

七是,以标准化手段推进人类卫生健康共同体建设,加强标准交流互鉴。深度参与国际标准化工作,在国际标准化领域,发出"中国声音",提供中国方案,彰显中国智慧。加强我国与世界各国在卫生健康领域的标准合作,主动参与国际标准的制定和实施,瞄准国际先进标准,注重借鉴国外标准制定的理念和思路,推动卫生健康标准与国际接轨、互认,不断增强我国卫生健康标准的国际话语权。树立卫生健康标准国际化的理念,坚持标准"引进来"与"走出去"并重,积极参加和承办国际交流会议,加强与 ISO、WHO 等国际标准化组织及各国和地区标准化专家交流。积极参与国际标准化活动,了解国际标准的制定规则,争取承担更多的国际标准组织的职位及任务,提交更多国际标准提案等。制定标准时尽量按照国际惯例,与国际上其他标准协调一致。开展标准互译,加强中外标准信息交流。推进我国卫生健康标准在"一带一路"沿线国家的推广应用,扩大我国卫生健康标准化工作的国际影响力。

三、卫生健康标准化工作展望

中共中央、国务院印发的《国家标准化发展纲要》指出,到 2025 年,实现标准供给由政府主导向政府与市场并重转变,标准运用由产业与贸易为主向经济社会全域转变,标准化工作由国内驱动向国内国际相互促进转变,标准化发展由数量规模型向质量效益型转变。标准化更加有效地推动国家综合竞争力提升,促进经济社会高质量发展,在构建新发展格局中发挥更大的作用。到 2035 年,结构优化、先进合理、国际兼容的标准体系更加健全,具有中国特色的标准化管理体制更加完善,市场驱动、政府引导、企业为主、社会参与、开放融合的标准化工作格局全面形成。

展望未来,卫生健康标准的规范、引领、支撑、保障、联通、倒逼作用将充分发挥。

(一)卫生健康标准与健康中国战略深度融合

标准将实现卫生健康领域全覆盖,全方面全周期为人民健康保驾护航。在普及健康生活、优化健康服务、完善健康保障、建设健康环境、发展健康产业各方面,将建立广覆盖、全方位的健康标准。卫生健康标准将在构建强大公共卫生体系、引领医疗卫生服务高质量发展、构建育儿友好型社会、积极应对人口老龄化等方面,发挥战略性、基础性、引领性作用。

(二)全社会全行业的标准化意识显著提升

标准化思维方式融入卫生健康全行业,用标准管理、依标准做事的理念广泛深入人心。全行业形成学习标准、宣传标准、执行标准、遵守标准的良好氛围。标准成为政府管理、社会治理、法人治理的重要工具。各级卫生健康行政部门依据标准开展业务指导、监督执法。各类医疗卫生机构依据标准规范管理、提供服务。公民个人依据标准进行自我教育、健康管理。

(三)卫生健康标准发展基础更加牢固

卫生健康标准化理论充分发展,理论体系趋于完善,形成若干卫生健康标准化专业研究机构,涌现一批卫生健康标准化专业研究人员。卫生健康领域科技创新与标准化深度融合、互动发展。卫生健康标准化开放程度显著增强,标准化国际合作深入拓展,卫生健康标准国际影响力显著增强。

（四）卫生健康领域各类标准协调发展

卫生健康领域政府类标准与团体标准互相促进、共同发展,形成政府类标准保基本、团体标准作引领的发展格局。卫生健康领域专业性社会组织众多,各社会组织人才荟萃、智力聚集,具有发展团体标准的天然优势。《标准化法》修订确立团体标准的法律地位之后,各社会组织制定团体标准的积极性空前高涨,当前已经出现一些团体标准发展良好的社会组织。随着团体标准的作用日益发挥,全社会全行业对团体标准的认可度逐步提高,必将涌现一批高质量的团体标准,涌现一批具有高知名度、被广泛认可、权威专业的团体标准制定组织。这些社会组织制定的团体标准将在促进卫生健康技术创新、引领卫生健康服务向高精尖发展、满足人民群众多样化的健康需求等方面发挥重要作用。将会有一批优秀的卫生健康领域社会组织深度参与国际标准化活动,将更多团体标准转化为国际标准。

习近平总书记指出,"标准助推创新发展,标准引领时代进步"。进入卫生健康事业高质量发展的新时代,解决卫生健康事业发展不平衡不充分的问题,我们需要不断优化标准供给结构,深化标准化运行机制创新,强化标准实施应用,提升标准化技术支撑水平,加大标准化人才队伍建设,营造标准化良好社会环境,在全社会全行业普及标准化理念,树立标准化意识,加快构建推动高质量发展的标准体系,助力高技术创新、促进高水平开放、引领高质量发展,为全面建成社会主义现代化强国、实现中华民族伟大复兴的中国梦提供有力支撑!

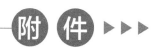

21 个标准专业委员会标准体系结构图

一、卫生健康信息标准体系结构图

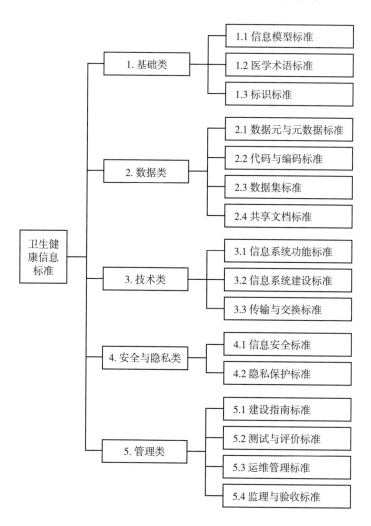

二、医疗卫生建设装备标准体系结构图

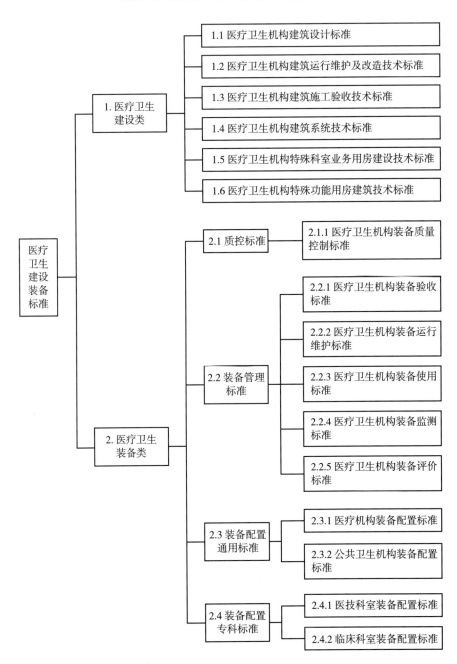

三、传染病标准体系结构图

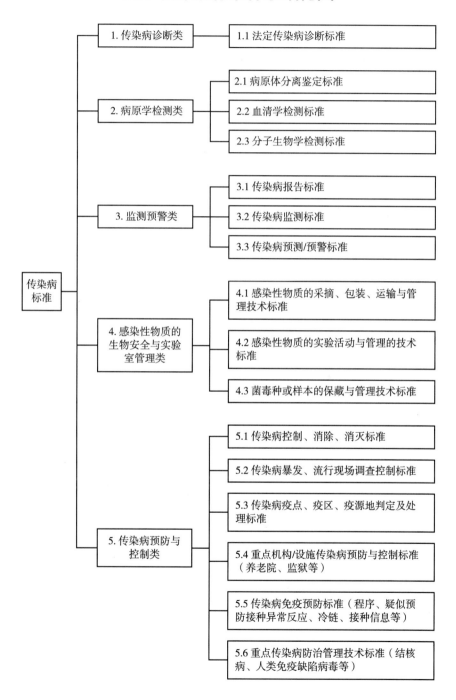

四、寄生虫病标准体系结构图

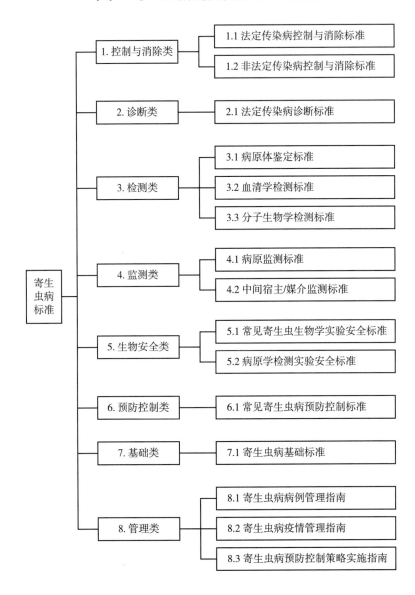

五、地方病标准体系结构图

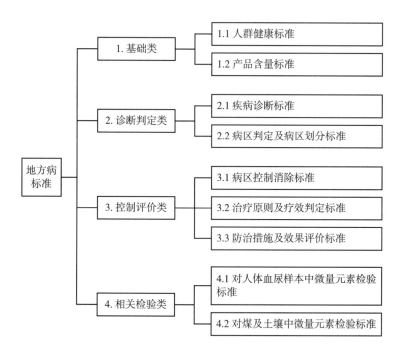

地方病标准

- 1. 基础类
  - 1.1 人群健康标准
  - 1.2 产品含量标准
- 2. 诊断判定类
  - 2.1 疾病诊断标准
  - 2.2 病区判定及病区划分标准
- 3. 控制评价类
  - 3.1 病区控制消除标准
  - 3.2 治疗原则及疗效判定标准
  - 3.3 防治措施及效果评价标准
- 4. 相关检验类
  - 4.1 对人体血尿样本中微量元素检验标准
  - 4.2 对煤及土壤中微量元素检验标准

六、营养标准体系结构图

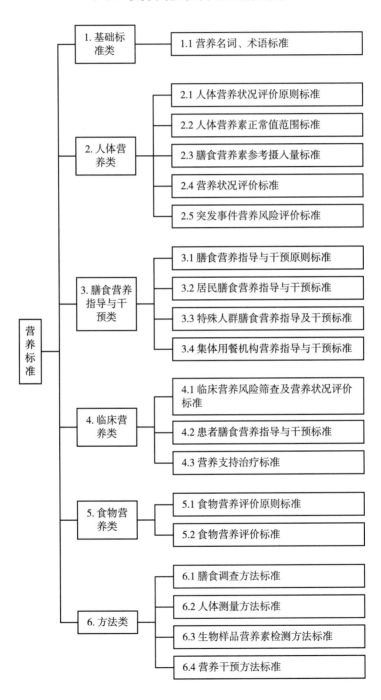

七、环境健康标准体系结构图

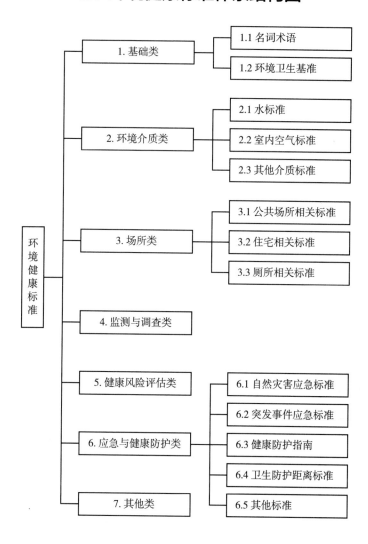

八、学校卫生标准体系结构图

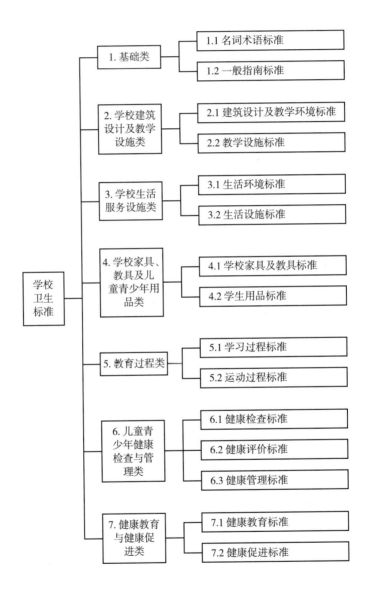

九、卫生有害生物防制标准体系结构图

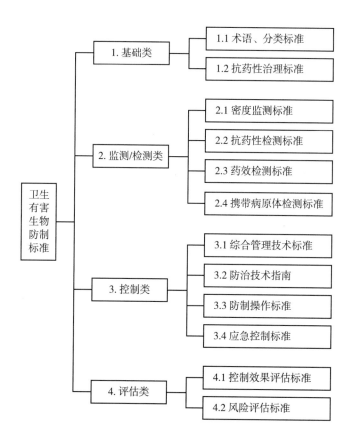

十、医疗机构管理标准体系结构图

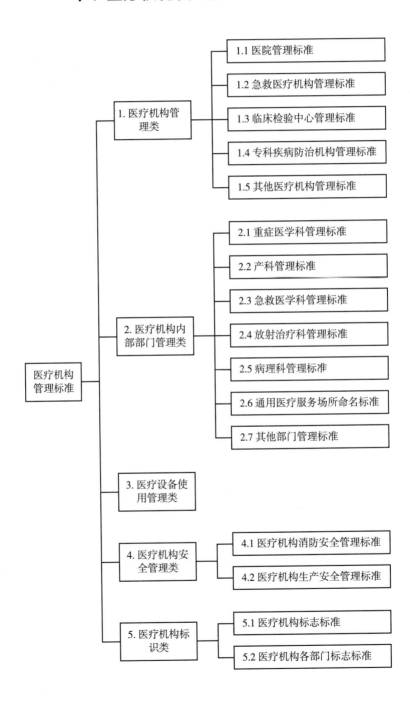

十一、医疗服务标准体系结构图

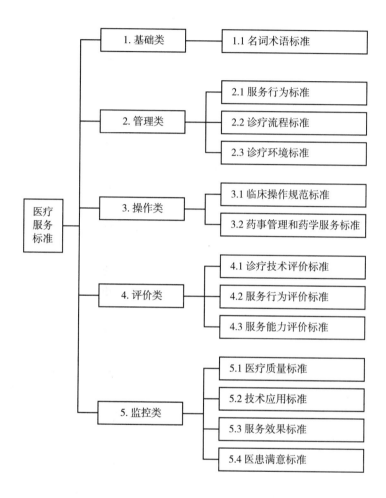

十二、医院感染控制标准体系结构图

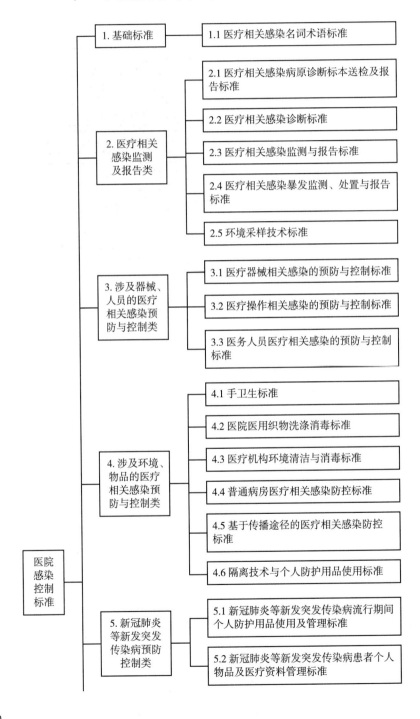

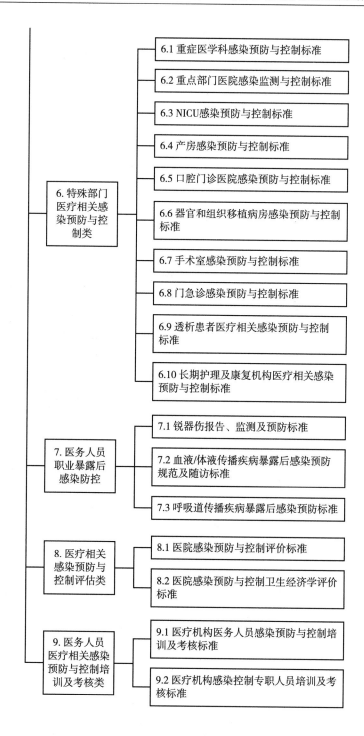

6.1 重症医学科感染预防与控制标准

6.2 重点部门医院感染监测与控制标准

6.3 NICU感染预防与控制标准

6.4 产房感染预防与控制标准

6.5 口腔门诊医院感染预防与控制标准

6.6 器官和组织移植病房感染预防与控制标准

6.7 手术室感染预防与控制标准

6.8 门急诊感染预防与控制标准

6.9 透析患者医疗相关感染预防与控制标准

6.10 长期护理及康复机构医疗相关感染预防与控制标准

6. 特殊部门医疗相关感染预防与控制类

7.1 锐器伤报告、监测及预防标准

7.2 血液/体液传播疾病暴露后感染预防规范及随访标准

7.3 呼吸道传播疾病暴露后感染预防标准

7. 医务人员职业暴露后感染防控

8.1 医院感染预防与控制评价标准

8.2 医院感染预防与控制卫生经济学评价标准

8. 医疗相关感染预防与控制评估类

9.1 医疗机构医务人员感染预防与控制培训及考核标准

9.2 医疗机构感染控制专职人员培训及考核标准

9. 医务人员医疗相关感染预防与控制培训及考核类

十三、护理标准体系结构图

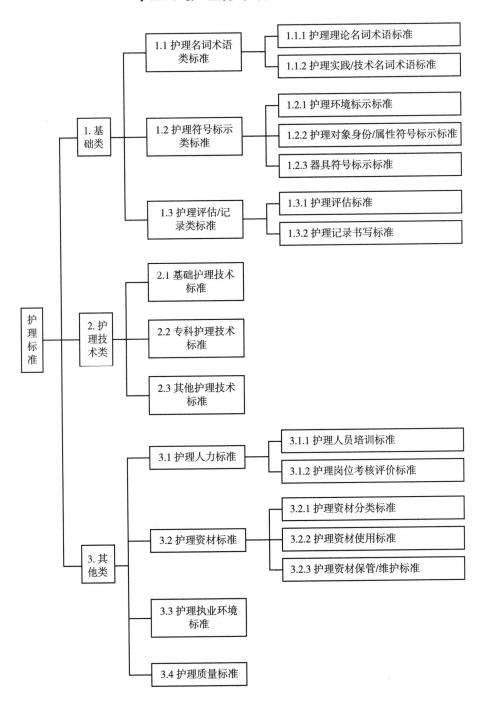

十四、临床检验标准体系结构图

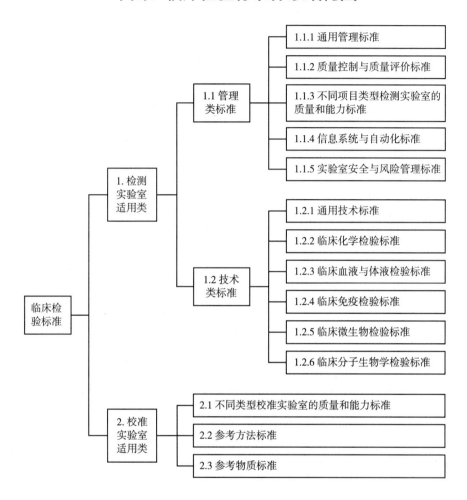

十五、血液标准体系结构图

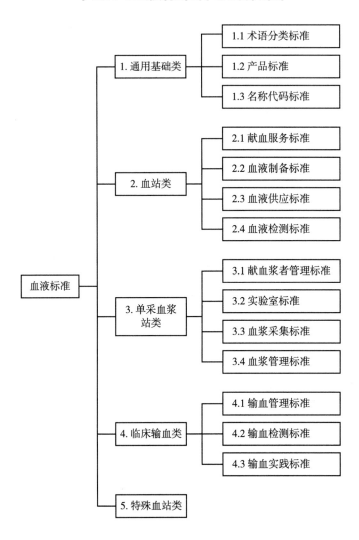

十六、基层卫生健康标准体系结构图

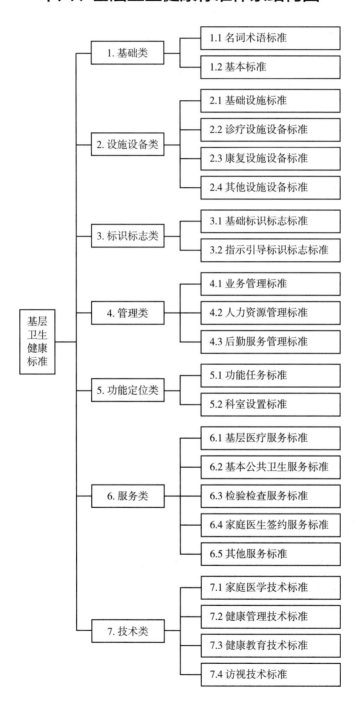

十七、消毒标准体系结构图

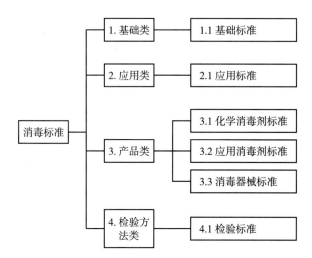

十八、老年健康标准体系结构图

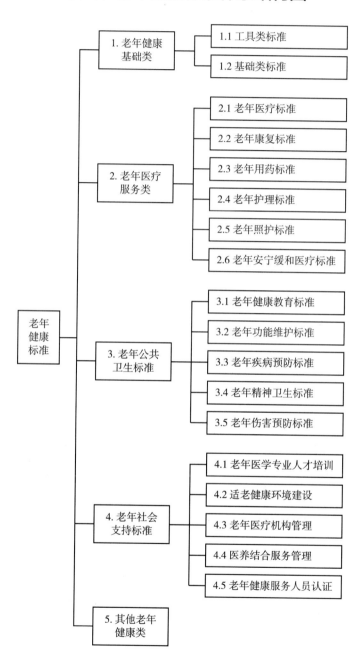

十九、妇幼健康标准体系结构图

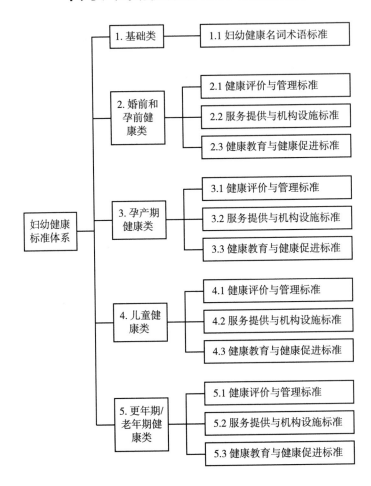

二十、职业健康标准体系结构图

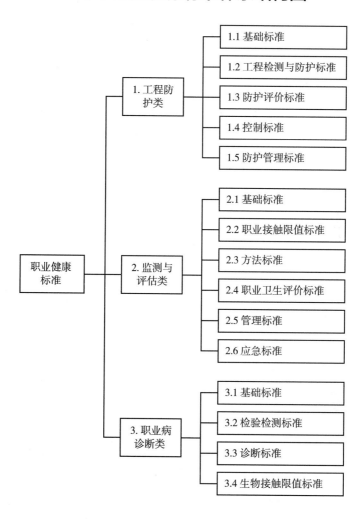

二十一、放射卫生标准体系结构图

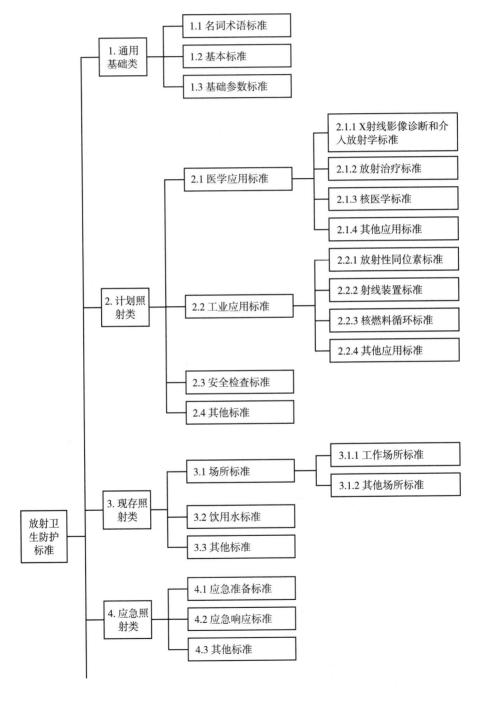

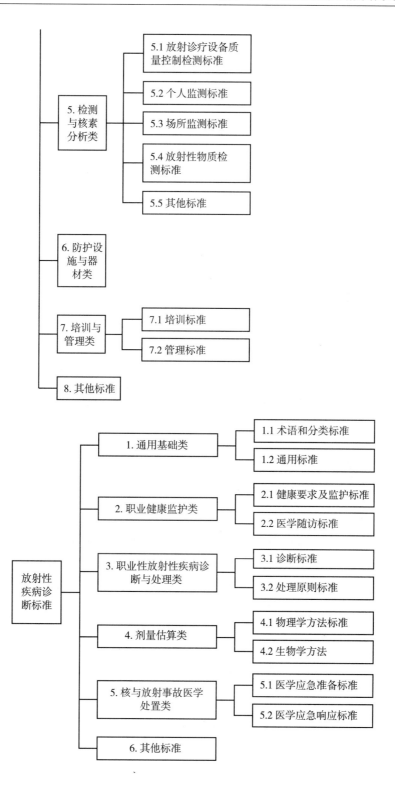

参考文献

［1］李春田.标准化概论［M］.北京:中国人民大学出版社,2014.

［2］全国紧固件标准化技术委员会.第一批国家标准的诞生和演化［J］.中国标准化,2021（13）:16-17.

［3］须浩风.当代中国的标准化［M］.北京:中国社会科学出版社,1986.

［4］朱光.新中国预防医学历史经验［M］.北京:人民卫生出版社,1990.

［5］史安俐,李春生,王有森.卫生标准概论［M］.北京:人民卫生出版社,2000.

［6］施京京.扬帆破浪一路歌 新中国成立70年来标准化事业发展历程及成效［J］.中国质量技术监督,2019（10）:26-31.

［7］李春田.标准化概论［M］.北京:中国人民大学出版社,2014.

［8］霍小军.中国卫生标准体系发展回顾［J］.中国卫生标准管理,2013,4（1）:4-7.

［9］谭炳德.全国卫生标准技术委员会第一次会议在北京召开［J］.广东职业病防治,1981（2）:6.

［10］郑钧正.第二届全国卫生标准技术委员会成立［J］.中国公共卫生,1991（10）:450.

［11］陈静.全国卫生标准技术委员会第二届全体委员会议在沈召开［J］.中国公共卫生,1986,5（5）:64.

［12］李健群.第三届全国卫生标准技术委员会会议简报［J］.中国地方病学杂志,1991（3）:141.

［13］马军.学校卫生标准发展历程及标准体系［J］.中国学校卫生,2013,34（1）:5-8.

［14］李健群.全国卫生标准技术委员会介绍［J］.中国地方病防治杂志,1991,6（4）:227.

［15］中华人民共和国国家标准和行业标准及其代号［J］.物流技术与应用,1999（4）:49.

［16］卫生标准概览［J］.中国卫生标准管理,2010,1（1）:73-76.

［17］第六届卫生部卫生标准委员会成立［J］.中成药,2008（5）:750.

［18］马晓伟.马晓伟副部长在第五届卫生部卫生标准管理委员会2007年全体委员会议上的讲话［J］.中国卫生法制,2007（4）:4-6.

［19］顾景范,韩军花.加强营养标准化工作、促进营养学科发展［J］.营养学报,2011,33（2）:105-108.

［20］部分卫生标准专业委员会宣贯工作经验介绍［J］.中国卫生标准管理,2010,1（4）:6-8.

［21］姚晓恒,宋驰,任振宁,等.全国2001—2019年人间鼠疫流行病学分析［J］.中国地方

病防治杂志,2021,36(1):47-49.

[22] 周林,刘二勇,孟庆琳,等.《WS 288—2017 肺结核诊断》标准实施后肺结核诊断质量评估分析[J].中国防痨杂志,2020,42(9):910-915.

[23] 国家卫生健康委.2020年我国卫生健康事业发展统计公报[EB/OL].(2021-7-13)[2021-8-3].http://www.nhc.gov.cn/guihuaxxs/s10743/202107/af8a9c98453c4d9593e07895ae0493c8.shtml.

[24] 周晓农.标准助力于控制与消除寄生虫病规划目标的实现[J].中国卫生标准管理,2017,8(28):1-2.

[25] 王善青,周晓农.规范疟原虫检测 助力疟疾消除:《疟原虫检测 血涂片镜检法》标准编制背景与解读[J].中国卫生标准管理,2017,8(28):4-7.

[26] 周晓农,姜庆五,吴晓华,等.我国控制和消灭血吸虫病标准的作用与演变[J].中国血吸虫病防治杂志,2007,19(1):1-4.

[27] 国家市场监督管理局.国家标准委发布《手消毒剂通用要求》等14项强制性国家标准[EB/OL].(2020-4-17)[2021-8-3].http://www.samr.gov.cn/xw/zj/202004/t20200417_314365.html.

[28] 国家卫生健康委.《新冠肺炎疫情期间公共交通工具消毒与个人防护技术要求》解读[EB/OL].(2020-7-22)[2021-8-3].http://www.nhc.gov.cn/fzs/s3582h/202007/cbaa9a303b9741d6a2b1a573aaa3b03b.shtml.

[29] 国家卫生健康委.新冠肺炎疫情期间办公场所和公共场所空调通风系统运行管理卫生规范解读[EB/OL].(2020-7-22)[2021-8-3].http://www.nhc.gov.cn/fzs/s3582h/202007/fa077cf4cc604611ba0b585fffd0b94f.shtml.

[30] 姜孟楠,冯岚,赵元元,等.新型冠状病毒样本保藏要求团体标准解读[J].中国病毒病杂志,2021,11(2):87-90.

[31] 贾予平,曹国庆,赵锐,等.新型冠状病毒肺炎疫情期间集中空调通风系统风险调查实施技术规范团体标准解读[J].中华流行病学杂志,2020,41(9):1381-1384.

[32] 石华斌,张媛袁,陈宇.《学校卫生综合评价(GB/T 18205—2012)》标准跟踪评价报告[J].中国卫生监督杂志,2019,26(3):234-244.

[33] 张倩,李荔,胡小琪.以标准为基础推进学校营养配餐[J].中国学校卫生,2018,39(5):641-643.

[34] 李荔,张倩,甘倩,等.WS/T 554—2017《学生餐营养指南》标准解读[J].中国卫生标准管理,2018,9(9):2-5.

[35] 中华人民共和国教育部.农村学生营养改善计划受益人数达3700万[EB/OL].(2018-6-28)[2021-8-3].http://www.moe.gov.cn/jyb_xwfb/xw_fbh/moe_2069/xwfbh_2018n/xwfb_20180627/mtbd/201806/t20180628_341423.html.

[36] 李涛,张敏,杜燮祎,等.工业企业设计卫生标准(GBZ1-2010)修订概况[J].中华劳动

卫生职业病杂志,2010,28(5):377-379.

[37] 夏丽华,郑倩玲. 我国职业病诊断标准研制历史与现状[J]. 中国职业医学,2019(5):533-536.

[38] 李文捷,朱秋鸿. 我国职业健康标准体系现状分析及建议[J]. 中国卫生标准管理,2021,12(12):4-9.

[39] 刘月辉,曹秀堂,冯丹. "手术服务标准"在非计划取消手术管控中的应用[J]. 中国卫生质量管理,2021,28(1):5-8.

[40] 吕传柱,黄航,张伟,等. 《救护车》标准解析[J]. 中国急诊医学杂志,2012,21(2):120-122.

[41] 田建广,朱勤忠. 上海地方标准《监护型救护车配置规范》解读[J]. 中国急救复苏与灾害医学杂志,2021,16(2):201-204.

[42] 李六亿,郭燕红. 颁布《医务人员手卫生规范》的意义与价值[J]. 中国护理管理,2009,9(6):5-7.

[43] 黄丽萍,花南霞. 《医务人员手卫生规范》实施效果考察[J]. 中国消毒学杂志,2011,28(2):202-203.

[44] 郭燕红. 分级护理标准制定的背景和意义[J]. 中国护理管理,2012,12(12):5-6.

[45] 高月英,申蕊娟,苏琳. 《静脉治疗护理技术操作规范》的解读与临床实践[J]. 护理研究,2014,28(11C):4179-4180.

[46] 李旭英,谌永毅,林琴,等. 《静脉治疗护理技术操作规范》践行的质量促进[J]. 护理学杂志,2015,30(13):1-3.

[47] 王晟,段小勇,刘兴态. WS/T 641-2018 在血液分析项目质量改进中的应用[J]. 检验医学,2021,36(2):225-228.

[48] 刘黎燕,郑青青,徐雪梅. 《献血不良反应分类指南》运用实施体会[J]. 中国输血杂志,2020(12):1306-1308.

[49] 周文宾,彭明婷. 血细胞分析参考区间的合理应用[J]. 临床输血与检验,2018,20(1):1-3.

[50] 王骏钦. 国家卫生城市的长期影响评价指标体系研究[D]. 北京:中国疾病预防控制中心,2020.

[51] 吕若然,段佳丽,郭欣,等. 北京市 2009—2013 年中小学校教室照明卫生状况[J]. 中国学校卫生,2015,36(1):150-152.

[52] 李小华,赵霞. 区域卫生健康信息标准体系建设[J]. 中国数字医学,2021,16(5):7-12.

08